면역력을 키워주고 만병을 다스리는

약초 민간요법

면역력을 키워주고
만병을 다스리는

약초
민간요법

감수_ 安德均(경희대 한의과대학 교수)

Q 으뜸사

일상생활 속에서 인간은 천연물질을 많이 대하며 또 폭넓게 응용하고 있다. 여기에서는 생명을 이어가는 일에서부터 질병을 예방하고 치료하는 데까지 활용된다. 하지만 늘 마주하는 식물이요 동물이지만, 우리는 정작 약으로 쓰이는 것을 전혀 모르고 무심코 지나쳐오기 다반사다.

생명의 소중함은 우리의 인생이 단 한 번뿐이라는 사실에 비추어볼 때 그걸 강조한다는 일조차 새삼스러운 것이다. 우리의 생활 주변에서 손쉽게 얻어지는 약물을 이용하여 간단하게 치유될 수 있는 질병들은 가정에서 치료를 시도해 보는 것도 경제성 이전에 스스로 건강을 관리한다는 점에 있어서 대단히 중요한 일이다.

이 책에 수록된 민간요법들은 모두 쉽게 구할 수 있고 간단한 방법으로 활용할 수 있는 것을 수재하였다는 데 그 특징이 있다. 뿐만 아니라 모든 질환에 한 번씩 시도해볼 만한 신통력도 함께 가지고 있다. 이러한 요법들은 선조들의 수많은 생활 경험에서 얻어진 것으로 현대과학으로 입증이 가능한 것, 그리고 입증된 것도 허다하지만 아직까지 밝혀지지 않은 신비스러움이 또한 이 민간요법 중에 많이 들어 있기 때문이다. 다시 말하면 동물실험 이전에 인체에 실험을 거친 임상결과가 계통적으로 수록되었다고 할 수 있다.

또 한 가지 특기할 만한 것은 여기에 수없이 열거된 약재들은 독성이 없다는 것이며, 혹 잘못 응용하였다 하더라도 부작용은 생각할 수 없는 것들이다. 즉 식이요법에서 일보 전진된 약물요법이라고 할 수 있는 것들이다.

천연물질들의 과학적인 효능 입증은 지금까지 매우 적은 분야에서만 밝혀지고 있으며, 그 속에 들어 있는 미지의 물질을 확인하는 것은 아주 먼 미래의 약속이 될 것이다. 그러므로 민간에서 쓰이는 요법들은 상당한 과학성이 그 속에 있는 것이라고 할 수 있다.

安德均(경희대 한의대 교수)

(1) 동양의학 · 한방과 민간요법은 어떻게 다른가

약 5천 년 전의 일입니다. 중국 양자강 주변의 야산에 약초를 찾아 하루 종일 나무 열매와 풀뿌리를 씹으면서 자신의 몸을 통해 실험, 그 약효를 확인하고 마침내 동양의학 · 한방의 확립을 이룩한 사람이 있었습니다.

그 사람의 이름을 신농(神農)이라고 하는데 그 때문에 지금도 이 신농은 중국의 의조신(醫祖神)으로 숭앙받고 있습니다.

동양의학 · 한방은 이와 같이 처음부터 인체에 의한 경험을 바탕으로 하여 이루어져 왔습니다. 그런 까닭에 오늘에 이르러서는 서양근대의학이 이론적, 과학적, 분석적, 자연 정복적, 동물 실험적, 그리고 화학약품의 냄새가 나는 데 비해서 동양의학 · 한방은 경험적, 철학적, 종합적, 자연 순응적, 인체 경험적이며 천연 약품의 냄새가 나는 것으로 현실적으로나 이미지적으로도 큰 차이가 있습니다.

하지만 최근까지는 동양의학 · 한방이 이단의 의학으로 다루어져온 한편 서양 근대의학은 대증(對症)적 치료법을 채용함으로써 오늘과 같은 눈부신 발전을 이룩해 왔습니다. 그 결과 불치의 병이라 일컬어진 결핵도, 죽음까지 각오해야 했던 티푸스나 이질 등도 서양 근대의학은 정복해버렸고, 이미 치료

7

의학의 90퍼센트까지는 그 목적을 달성했다고 말할 수 있습니다.

반면 서양의학이기에 지닌 맹점도 있었습니다. 내장의 노화, 호르몬의 분비 불량, 신진대사의 불순으로 생기는 질병의 조기 발견이 불가능하고, 또 체질이 원인이 되는 병에 대해서는 완치하기 어렵다는 것이 현 실상이기 때문입니다.

이제 그 점이 재검토되고 서양 근대의학의 대증적 치료법, 국부적 치료법의 한계를 느낀 나머지 동양의학 · 한방의 대증적 치료법, 전체적 치료법인 체질 개선에 의한 질병 회복을 추구하는 사고방식을 받아들여 병용하는 병원이 많아지고 있습니다.

하지만 여전히 그것은 어디까지나 의사라는 전문가에게 증상에 대한 치료판단, 실행을 맡겨야 한다는 것에는 변함이 없습니다. 서양 근대의학이든 동양의학 · 한방이든 간에 각기 체계화된 것인 이상 그 속에서 치료방법을 생각하게 되는 것은 당연한 일일 것입니다.

그런데 민간요법은 그 치료법을 많은 사람들의 체험과 지혜와 궁리에 맡겨진 '치료법'이라고 할 수 있습니다.

그것도 왜 효험이 있는지 그 이유를 따지지도 않고 그것을 체계적으로 생각해볼 겨를도 없이 그저 체험에 의존해서 얻어진 지식을 그대로 자기 주변 사람들에게 전하고 남겨져온 단순한 것입니다. 게다가 지방에 따라서는 그 나름대로의 지혜나 궁리도 가미되기는 했지만 그래도 거기에는 소박하고 단순한 명해로 유유히 살아남아온 '맛'이 있습니다.

이 민간요법은 전문가의 것이 아닌 우리들의 것이라고 할 수 있습니다. 왜냐하면 이 민간요법을 가정에서 활용하느냐 않느냐는 당신의 의지 여하에 달려있기 때문입니다.

또한 개개인의 체질에 따라 그 치료효과도 달라지므로 이 요법이 100퍼센트가 아니라는 것은 말할 나위도 없습니다. 그러므로 어떤 요법으로 할 것이냐 하는 선택은 당신에게 달려 있습니다.

대개 한방과 상통하는 점은 있으나 조금은 다른 게 민간요법입니다. 우리는 이것을 조상의 은근한 지혜로 생각하고 달게 받아들여도 좋을 것입니다.

(2) 이용 상의 주의

민간요법에 부작용이 절대로 없다는 것은 얼마나 다행한 일입니까. 민간요법 중에 화학약품이나 독이 있는 재료를 사용하지 않는 한, 부작용이 있을 리 만무합니다. 그러므로 무엇보다도 가장 안전하다고 할 수가 있습니다.

단지 서양 근대의학의 경우와 달라 동양의학·한방이나 민간요법은 체질개선이라는 것을 대전제로 삼고 있으므로 생명을 위협하는 급성적인 것이나 세균성의 것 등에 대한 즉효성은 없습니다. 그러나 체질개선이 이루어져 질병이 회복되었을 때는 서양의학의 치료와는 달리 질병이 재발할 가능성은 극히 적다는 매우 큰 이점을 지니고 있습니다. 그렇더라도 때로는 과학적 치료를 해야 할 경우는 있을 것입니다.

그럴 때는 의사의 치료가 필요한 것은 당연하므로 각 항목의 주의는 반드시 지키고 민간요법에 집착하는 일은 삼가주시기 바랍니다. 이 민간요법의 이점은 의사의 치료와 병용해서 실행하더라도 조금도 문제는 없습니다. 그러므로 당신에게 필요하면 그 양쪽을 병용하여 빠른 회복을 하기 바랍니다.

그리고 만일 의사의 진단 없이 실행했을 경우에도 장기간 계속 쓰는 경우를 제외하곤 일주일에서 10일 정도 계속 효과가 나타나지 않았을 때는 그 방법이 체질에 맞지 않을 수도 있으므로 다른 요법을 찾아보기 바랍니다.

그리고 이럴 경우는 의사의 진단을 받아 질병 회복의 방법을 다시 생각해 보는 일도 필요합니다.

(3) 약초 달이는 법과 마시는 법

약초를 말리거나 달인다는 의미는 병자나 노인에 연관되어 이것이 민간요법의 약효에 영향을 미친다는 것은 부정할 수 없습니다.

그러므로 어렵게 생각하지 말고 그저 말린다는 것은 보존의 의미가 첫째라는 식으로 생각해주십시오. 만일의 독성을 완화한다는 점도 있지만 독이 있는 것은 말린 데서 오는 독이므로 그러한 것은 여기서는 다루지 않기로 했습니다.

말림으로써 효력이 더 있지만 효과에 대해서는 말린 거나 날것도 같으므로 같이 사용해도 상관없습니다.

그리고 달이는 법과 마시는 법도 별로 신경 쓸 필요가 없습니다. 그 점이 민간요법의 장점입니다.

일반적으로 말하면 약탕관에다 세 컵의 물을 붓고 약재

(10~15g이 기준이다)를 가볍게 한줌 집어넣은 뒤, 약한 불에 천천히 달입니다. 거르지 않아도 가만히 부으면 그대로 마실 수 있으므로 가루차를 넣는 것보다 훨씬 수월하다고 생각됩니다. 가볍게 편안히 드십시오. 그리고 숟가락으로 떠서 마시는데 어느 경우도 티스푼의 작은 것이 아닌 큰 스푼으로 마시는게 좋습니다.

(4) 약초를 말리는 법

어느 약초든 바람이 잘 통한 곳에서 말려 주십시오. 음지나 양지에 너무 신경을 쓰지 말고 요컨대 완전히 건조시키기만 하면 됩니다.

그 순서는 잘 씻은 뒤 소쿠리 등에 담아 말려 주십시오. 세탁물처럼 빨랫줄에 걸어 말려도 좋습니다. 말린 것은 빈 통 등에 넣어 주십시오. 비닐봉지는 조금도 습기를 막아주지 않으므로 보존에는 적합하지 않습니다.

그리고 차갑고 어두운 곳, 습기가 없는 곳에 두십시오.

(5) 건강 차 만드는 법과 마시는 법

날것이든 말린 것이든 일단 찐 뒤에 그대로 주전자 등에 넣고 물을 부어 알맞은 농도로 끓이기만 하면 됩니다.

마시는 법은 냉, 온 두 종류가 있는데 어느 쪽이 더 좋고 나쁘다고 할 수 없습니다. 필요할 때 마다 언급하기로 하겠습니다. 그리고 분량도 생각대로 정하십시오. 한 가지 재료든 혼합이든 그 목적과 기호에 따라 적당히 분량을 정하고, 그 혼합 비율도 적당히 너무 묽지 않으면 그것으로 족합니다.

(6) 녹즙 만드는 법과 마시는 법

신선한 재료를 물로 잘 씻은 뒤 사용하는 것이 요령의 전부입니다. 그리고 만들었으면 바로 마실 것.

믹서가 편리하지만 없으면 절구로 족합니다. 잘 으깨서 마시면 되는데 찌꺼기가 남았을 때는 토마토, 레몬 등을 가미하면 수분을 보충할 수가 있습니다.

모름지기 재료는 한 가지보다 혼합한 쪽이 미각적으로 한결 낫지만 홍당무, 오이, 시금치는 한 가지만 사용하는 편이 좋습니다. 다른 재료의 영양소를 파괴해 버리기 때문입니다.

그리고 어떤 재료에도 미량의 독은 있기 마련이지만 마음에 걸리면 그 독소 제거용으로 범의귀(약초의 일종)를 사용하는 것도 하나의 지혜입니다.

(7) 약주 만드는 법과 마시는 법

큰 병을 잘 씻어 물기를 완전히 없애고 사용합니다. 그리고 재료는 신선한 것을 사용합니다. 물론 재료도 씻은 뒤 물기를 충분히 없애주십시오. 사용하는 알콜은 35도 이상의 소주이면 되고 설탕은 넣지 말아야 합니다.

매실 등과 같이 그 성분을 우려내기 위해서 설탕을 넣는 경우가 흔히 있는데 재료가 잎사귀나 꽃일 때는 전혀 필요 없습니다. 꼭 넣어야 할 경우에는 꿀이나 흑설탕 아니면 각설탕을 넣으십시오.

보존은 어둡고 찬 곳. 숙성은 3개월이 기준이며 마시는 법은 2~3스푼(티스푼의 작은 것이 아닌 큰 것. 그리고 본문 중에서 스푼이라 할 때는 어느 때든지 이 큰 스푼을 가리킵니다.)으로 하루에 두 번 정도 드시면 됩니다. 다소의 증감은 상관없습니다. 단, 너무 지나치게 마시는 것은 금물입니다.

(8) 약초를 사용한 입욕 법

가제나 헌 스타킹에 재료를 싸서 넣는 것이 보통인데 귀찮으면 그대로 넣어도 상관없습니다. 그리고 날 것이나 말린 것이든 신경 쓰지 말고, 그 밖에 여러 가지 방법이 있지만 가정에서 그런 번거로운 일을 할 수는 없습니다.

(9) 검게 찌듯이 굽는 법

새우나 계란 껍데기 등의 자질구레한 것은 프라이팬으로 굽는 것만으로 충분합니다. 붕어, 뱀 등의 통구이에는 냄비에 자갈이나 모래를 넣은 뒤 약한 불에 올려놓으면 되는데 질냄비가 있으면 아주 간단합니다.

질냄비에 넣어 뚜껑을 닦고 약한 불로 구워 연기가 나오지 않으면 내려놓는 방식도 품이 들지 않아 좋습니다. 하루 3g을 식후 3분 뒤 복용하는 것이 원칙입니다.

그러나 이러한 방법의 복용은 최후의 단계라고 여겨도 좋을 것 같습니다. 그러기 위해서는 같은 질병이면 이외의 치료법을 찾아 그것을 실행하는 것이 기본적인 순서입니다.

| 2장 |

위장, 간장 등 소화기 이상

| 6장 |

신경장애, 당뇨병, 어깨결림, 요통 등의 증상

1) 산초나무 열매 분말 2) 뱀장어 경단 즙 3) 잉어 머리와 돼지 골을 섞은 것
4) 돌외 5) 참여로를 달인 즙 6) 참깨 등 종자류 7) 行者마늘 8) 대추술
9) 조릿대차 10) 구기자나무 뿌리 달인 물 11) 솔잎의 분말 12) 계란초
13) 자소 잎 주스 14) 피콜로당근 15) 민물 게와 자주쓴풀 16) 생 양파 달인 물
17) 당귀 달인 물 18) 모란 뿌리 달인 물
19) 다시마, 가다랭이포, 멸치 등을 쪄 말린 것 20) 파 뿌리에 된장

21) 고추냉이의 도포 22) 멧미나리 달인 물 23) 산귀래(山歸來) 달인 물
24) 올리브유를 바름 25) 양고기를 바름 26) 솔잎의 녹즙과 차 27) 삼백초 달인 물
28) 쑥차 29) 석산(石蒜) 뿌리 간 것 30) 콩 초절임 31) 여름밀감 술
32) 비파 잎 액즙 33) 칡과 돼지고기 스프 34) 율무 밥 35) 생강과 토란을 간 것
36) 닭의장풀의 녹즙 37) 고춧가루 참깨 초 38) 쇠물푸레나무 달인 물
39) 개다래나무 달인 물 40) 개다래나무 열매의 소금 절임 41) 오갈피나무 술
42) 털머위 잎의 생즙 43) 제비꽃 생 잎사귀를 소금으로 문질러 비빈 것
44) 인동 덩굴 달인 물 45) 마늘과 계란 분말 46) 자소 달인 물
47) 달팽이 분말 48) 삼백초와 무 잎의 건엽탕 49) 벌꿀 50) 쑥을 달인 물

51) 두릅나무 차와 푸른 야채 52) 물에 불린 생콩 53) 다시마와 콩 조림
54) 씨와 함께 먹는 포도 55) 참취를 달인 물 56) 돼지 췌장에 옥수수수염이 든 수프
57) 호박과 참취차 58) 버섯 59) 보리밥 60) 꼬투리채로 먹는 강낭콩의 녹즙
61) 진황정 술 62) 구기자차

| 7장 |

1) 선인장 2) 오이 즙 3) 도라지 달인 물 4) 오갈피나무 달인 물 5) 민들레 녹즙
6) 매실 초와 열탕에 탄 연의 즙 7) 벌꿀을 탄 뜨거운 물에 살구 씨를 넣은 것
8) 수세미 물 9) 감자 찜질 10) 바지락 껍질의 분말 11) 귤껍질과 곶감
12) 검은콩을 삶은 국물 13) 범의귀의 즙 14) 콩을 잘게 씹었을 때의 숨
15) 연철초(連鐵草)차 16) 잔대 즙 17) 감꼭지 달인 물 18) 호장근 달인 물

| 10장 |

부인병, 그 외 일반적인 증상

7) 마늘 생강술 8) 찰흙 목욕 9) 연뿌리 즙 10) 연의 열매 달인 물 11) 새우
12) 갯방풍 목욕 13) 민들레 뿌리 달인 물 14) 감자와 생강을 바름 15) 쑥탕
16) 반하(半夏) 17) 연뿌리 냉찜질 18) 볏 구이 19) 진황정 술
20) 개다래나무 찜질 21) 메를 달인 물

22) 벌꿀을 탄 묵은 생강 탕 23) 미역의 구근과 오이 식초 요리
24) 고추 술 25) 솔잎 26) 솔잎의 녹즙 27) 매실 밥
28) 생 양파와 마꾸라지 29) 뼈째 고은 고기와 현미 수프
30) 등 푸른 생선, 조개, 호박, 수박, 매실, 살구, 송실, 편도의 씨, 시금치,
    수무, 머시루움, 무 잎 31) 검은 콩, 팥, 콩 32) 흑설탕

1) 떡 2) 돼지, 닭의 간 3) 감차 4) 감초 5) 사과의 활성 효소 음료
6) 삼백초 술 7) 홉의 어린 싹 나물 8) 곤들매기의 가시 9) 미꾸라지와 양파
10) 고추, 깨, 초 11) 잇꽃 기름 12) 마늘 환약 13) 표고버섯 물
14) 검은 참깨, 호도, 찹쌀, 검은 콩가루 15) 간 환약 16) 시호(柴胡)차 17) 청국
18) 구기자나무 뿌리 달인 물 19) 칠곡밥 20) 조릿대 발 술 21) 모과주
22) 식초 23) 검은 콩, 팥, 검은 참깨 등의 가루를 혼합한 것 24) 벌꿀
25) 된장 요리 26) 돌외차 27) 질경이차 28) 약초 목욕 29) 진황정
30) 정종과 맥반과 국화 31) 냉이나물

| 1장 |
감기 기운, 감기에 걸렸을 때

감기 기운이 보였을 때의 초기 요법

감기가 만병의 근원이라는 것은 누구든지 알고 있다. 그래서 감기에는 초기 치료에 의한 퇴치가 가장 바람직할 것이지만, 감기쯤이야 하는 마음으로 그만 때를 놓쳐 결국에는 그 증세를 악화시켜 버리는 경우가 많다. 그렇지만 사실은, 감기는 의사도 고칠 수 없는 것이다. 그것은 감기의 바이러스를 물리치는 항생물질이 의학이 발달한 오늘날에도 아직 발견되어 있지 않기 때문이다. 그렇다면 감기에 걸렸을 때, 치료할 때를 놓치지 않기 위해서는 인간의 길고 긴 역사 속의 지혜와 경험으로 얻은 요법 — 아무런 부작용도 없고 안전한 방법으로 감기를 치료, 퇴치하는 것이 가장 좋은 방법이라고 할 수 있지 않겠는가.

1) 인동덩굴을 끓인 물

덩굴성의 잡초로서, 한겨울 들판에서 무성하게 자라며 매우 강인한 식물이다. 이것은 여름 감기뿐만이 아니라, 유행성 감기에는 적절한 특효약이다. 먼저 잎을 따서 말린다. 바삭바삭 소리가 날 정도로 마르면 양손으로 한 움큼 떠낸, 약 10g 분량에 3컵 정도의 물을 넣고 그것이 반이 되도록 끓인다. 이렇게 해서 된 것이 인동덩굴의 액즙 1회 분량이다. 초기라면 이 한 잔으로 많은 땀과 소변이 나오고 낫게 된다. 차도가 있다고 생각 될지라도 4시간 후에 다시 한 번 같은 분량을 복용한다. 이것을 복용하면 감기에 따르는 구내염 증상도 없어진다. 의사에게 상담하면 항생물질을 처방해 주지만 그것보다 훨씬 안전하고 무엇보다 부작용의 걱정이 없다. 그러므로 똑같이 나을 바에는 인동덩굴이 유리하다.

어떤 지방에서는 이 인동덩굴을 생잎, 마른 잎, 말려서 프라이팬 등으로 볶는, 3가지의 방법을 이용해서 차 마시듯 마시고, 그 남은 잎을 목욕물에 넣어 여성의 피부 미용이나 냉증을 위해서 재활용하고 있다. 또 담즙 분비를 촉진하는 작용이 있다는 것도 알려지고, 이것이 여름의 나른함, 피로 회복에도 좋아 이제는 인기가 대단히 높은 약초가 되었다(6장 44를 참조).

기타 효용 : 요통, 어깨 결림, 여드름 자국 제거나 요도염에도 효용이 있다.

2) 불수감액(佛手柑液)

불수감이란 손가락을 쭉 펼친 인간의 손처럼 생긴 열매로 선명한 황색에 향기도 우아한 감귤(柑橘)류이다. 이 불수감은 술을 과음하여 피로한 간장의 기능 회복이나 피로회복에도 효과가 있다. 먼저 불수감을 얇게 썰어 투명한 황색이 될 때까지 끓여 얼음사탕을 적당량 넣어서 섞으면 된다. 이 액체를 잠자기 전에 한 스푼씩 복용하는 것인데, 자고 있는 사이에 알콜과 같은 냄새나는 독한(毒汗)이 몸으로부터 분출되어 아침에는 상쾌함이 되살아나고 원기 왕성해질 것이다.

생 불수감의 향기에는 신경의 진정 작용이 있고, 위축된 정신상태를 기운차게 하는 작용이 있으므로 머리맡에 놔두면 그것만으로도 감기로 우울해진 기분을 북돋아준다. 아니, 그 미취(媚臭)는 정욕을 충동하기도 하므로 사랑을 솟아나게 하는 소도구 구실도 하고 있다. 그러니 〈서유기〉 속에서 천국의 과실로서 등장하는 것이 당연하다(2장 28과 93을 참조).

기타 효용 : 홍역 발열, 두통, 체해서 트림이 날 때도 효과가 있다.

3) 마늘의 된장 덩이

껍질을 벗겨 통째로 구운 마늘을 강판에 갈아, 같은 분량의 된장과 섞고 나서 10원짜리 정도의 크기로 빚은 다음, 이것을 다시 한 번 굽는다. 먼저 마늘을 굽는 것은, 소화를 잘 되게 하고 마늘 특유의 냄새를 없애기 위해서이며, 된장과 섞는 이유는 향기를 좋게 하는 것과 효력을 증가시키기 위해서이다. 이 구운 마늘 덩이 한 개를 잠자기 전에 찻종에 넣어 뜨거운 물을 부어 녹여서 복용하면 목에 통증이 있던 것이 다음

날 아침에 완전히 없어지고, 감기도 가벼운 것이면 깨끗이 달아나 버릴 것이다.

마늘은 아리신이 항균작용을 하고 스콜지닌의 작용으로 호흡을 편하게 하며, 신진대사를 활성화시키므로, 체력 회복의 묘약이다. 스태미나 강화에 좋은 리신, 알기닌, 글루타민산이 풍부한 된장과의 배합이 그 효과를 대단히 높여주기 때문에 감기가 침투할 허점을 주지 않는다고 하겠다.

기타 효용 : 피로 회복, 체력 증강, 냉증, 불면증, 신경통 등에도 효과가 있고, 동맥경화, 고혈압의 예방에도 효과가 있다고 말한다.

4) 마늘 된장국

강판에 간 마늘과 된장을 각각 조금씩 찻종에 넣고, 뜨거운 물을 부어, 젓가락으로 잘 휘저어 뜨거울 때 복용한다. 몸이 따뜻해지고 초기의 감기에는 효과적이다. 자기 전에 복용하도록 한다.

5) 마늘과 벌꿀

1kg의 마늘을 껍질을 벗기고 깨끗이 씻어서 소쿠리에 담는다. 다음에, 찜통에 행주를 깔고 그 위에 마늘을 넣고 3분간 뚜껑을 덮고 찐 다음, 다시 2분간 이번에는 뚜껑을 열고 찐다. 이렇게 하면 마늘 냄새가 완전히 없어질 것이다. 이렇게 해서 찐 마늘을 다른 냄비로 옮겨서, 벌꿀 450g을 넣고 다시 한 번 불에 올려놓고 조린다. 이것으로 다 완성된 것인데

감기에 걸렸을 때 하루에 1~3회씩 먹으면 그 효과는 대단히 만족할 만하다.

기타 효용 : 저혈압에 효과가 있다고 한다.

6) 마늘 무즙

강판에 간 무를 즙과 함께 끓여 여기에 마늘 한 조각을 찧어 넣어서 먹으면 재채기와 콧물감기에는 잘 듣는다.

7) 무즙에 물엿을 섞은 것

무를 얇고 둥글게 썰어 병에 넣고 여기에 물엿을 넣어 섞는다. 이렇게 하여 잠시 두면 무에서 무즙이 나온다. 이 무즙과 물엿이 섞인 것을 스푼으로 한 숟가락 복용한다. 하루 몇 번이라도 좋다.

기타 효용 : 목의 통증, 진해에 효과가 있다.

8) 매실을 소금에 절인 즙

매실장아찌를 만드는 과정에서 자연히 생기는 게 매실 즙이다. 푸른 매실에 소금을 넣고 며칠 두면, 투명한 액체가 우러날 것이다. 이것이 가장 순수한 매실 즙이다. 이 매실 즙은 냉장하면 일년 내내 이용할 수 있는 것이므로 매실장아찌를 담글 때는 그걸 염두에 둔다. 이 소금에 절인 매실 즙을 스푼으로 한 숟가락 찻잔에 넣고 뜨거운 물을 부어 마시면 많은 분량의 땀이 나온다. 이 발한작용이 감기의 초기

제압에는 안성맞춤인 것이다. 하루 3회 정도로 2~3일이면 완전히 감기 기운이 없어질 것이다(2장 52와 103을 참조).

기타 효용 : 설사, 복통에는 이것을 한 스푼 복용하면 좋으며, 천식에는 연(蓮)을 강판에 갈아 즙을 내어 매실 즙에 섞어 뜨거운 물에 타서 마시면 발작이 멎고, 계속 복용하면 완치된다고 한다.

9) 매실장아찌를 넣은 엽차

매실장아찌 몇 개를 불에 구워, 이것을 엽차에 넣어 복용하면 땀이 나고 감기가 낫는다. 매실장아찌를 구울 때 숯불이 있으면 이상적이지만, 오늘날에는 그렇게 하기도 쉽지 않으므로, 가스 불을 약하게 해서 느긋하게 천천히 굽는다. 그러나 탄화해 버릴 만큼 검게 구우면 복용하기 어려워지니 주의한다. 다만 혈압이 높아 염분을 삼가고 있는 사람은 매실장아찌의 분량을 줄이거나 다른 방법을 이용한다.

10) 매실장아찌 생강탕

매실장아찌 1개(작은 것이면 2개)를 찻잔에 넣고, 묵은 생강도 매실장아찌의 3분의 1쯤의 분량을 찧어서 넣고, 여기에 뜨거운 엽차를 붓고 젓가락으로 안에 있는 매실장아찌를 으깬다. 이것을 아침에 일어나서 즉시 복용하거나 밤에 자기 전에 씨 이외의 전부를 복용하면 초기 감기에는 놀랄 만큼 효과가 있다.

생강은 발한작용이 있어서 몸을 따뜻하게 하며, 매실은 그

신맛의 근원인 유기산(구연산, 피크린산, 카테킨산 등)이 위나 장 속에서는 강한 산성 반응을 하고, 몸에 나쁜 영향을 주는 균의 발육을 저지해 준다. 그리고 장으로부터 혈액 속으로 들어갈 때에는 알카리성으로 바뀌어 혈액의 알카리성을 높여 순환을 좋게 하고 병에 대한 저항력을 갖게 하여 자연 치유력을 왕성하게 해주고, 그 두 가지가 서로 어울려 감기를 치료한다. 즉효성도 있는 매실장아찌생강탕은 감기에는 안성맞춤의 묘약이라고 말할 수 있을 것이다.

기타 효용 : 어깨 결림, 요통, 빈혈, 냉증, 신장병 등에도 효과가 있다.

11) 쪄서 구운 매실장아찌

약한 불에서 천천히 구워낸 매실장아찌를 먹기만 해도, 초기 감기라면 효과가 있다. 하루 1, 2개 쯤 먹어도 좋지만, 염분 섭취를 삼가고 있는 사람은 하루 한 개로 족하다.

12) 매실장아찌, 생강, 귤껍질, 흑설탕 조림

매실장아찌 큰 것 5개의 씨를 빼고, 잘게 썬 생강 300g, 불에 태운 귤껍질과 흑설탕 약간을 걸쭉하게 될 때까지 조린 것은 자기 전에 먹는 감기 퇴치식품이다. 독한(毒汗)이 나고, 기침도 멎으며, 몸이 따뜻해져서 가벼운 감기라면 하룻밤에 퇴치할 수가 있을 것이다.

13) 묵은 생강의 칡탕

진짜 칡가루가 가장 이상적이지만 최근에는 좀처럼 구입하기가 어려워졌다. 그래서 녹말가루나 콘스타치로 대용해도 관계없다. 우선 열탕으로 칡가루를 녹여 칡탕을 만들어 거기에 생강을 갈아 즙만을 짜 넣고 거기에 벌꿀과 흑설탕가루를 넣어 단맛을 내면 완성된다. 이 칡탕을 뜨거울 때 후후 불며 마시면 몸이 따뜻해지고 땀이 나온다. 브랜디나 정종을 넣으면 어른에게 적합한 음료로서 맛도 더 좋아지고, 유산음료 등을 넣으면 아이에게 적합한 음료가 되므로 조금만 신경을 쓰면 가족 모두가 즐길 수 있는 음료가 될 것이다.

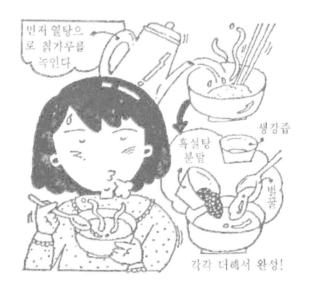

이 묶은 생강 칡탕은 발한작용이 강력하고, 게다가 그냥 일시적인 게 아니고, 지속적으로 몸을 따뜻하게 해주므로 복용하고 곧 잠자리에 들면, 효과를 증진케 한다. 자고 있는 동안

에 땀을 내어 감기를 낫는 것이 현명하니까.

14) 생강탕

생강을 강판에 갈아, 설탕이나 벌꿀을 소량 넣고 뜨거운 물을 부어 두었다가 이것을 자기 전에 마시면 경증의 감기일 경우 간단히 낫는다. 그때 후추를 몸에 발라 마사지를 하거나, 발바닥의 장심에 후추를 바르고 자면 효과가 배가하므로 시도해 보도록 하자.

15) 묵은 생강과 무탕

묵은 생강과 무를 강판에 갈아 섞어 놓은 것에 뜨거운 물을 부어서 자기 전에 먹으면 잘 듣는다.

16) 생강과 남천촉 열매를 달인 물

남천촉 열매 10개와 생강 두 조각, 거기에다 흑설탕 섞은 것을 흰 주머니에 넣고, 10분 이상 바짝 조린다. 이것을 엽차 대신에 마시기만 해도, 가벼운 감기라면 안개처럼 갠다. 남천촉의 열매에는 진해작용을 하는 성분이 함유되어 있으므로, 기침을 멎게 하는 데 좋고, 잎도 넣으면 아세톤, 청산, 탄닌 등에 의해서 소염, 살균의 효과를 기대할 수 있으므로 열매도 잎과 함께 이용하지 말라는 법은 없으리라. 하지만 생잎을 입에 넣어서는 안 된다. 소량이면 큰문제가 되지 않지만, 맹독성인 청산(靑酸)을 함유하는 식물이므로 조심하여야 한다.

17) 계란주(卵酒)

정종을 한 잔 정도 부글부글 끓을 정도로 뜨겁게 해서 그 속에 계란을 두세 개 넣고 잘 뒤섞어 자기 전에 단숨에 들이마신다. 가벼운 감기라면 다음날 아침에는 나을 것이다. 혈액순환이 좋아지고 몸이 따뜻해져서 발한작용에도 효과적이지만, 이런 방법으로는 먹기가 어려운 사람도 있으므로 다음과 같이 하면 술에 약한 사람도 마시기 쉽다.

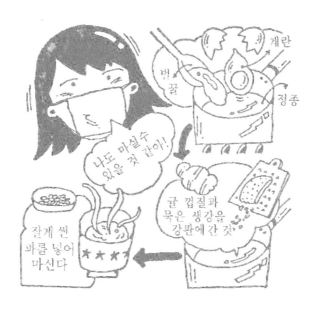

먼저 정종에 계란을 넣은 다음, 벌꿀을 적당량 넣고 불에 올려놓는다. 거기에다 귤껍질(바깥쪽의 두꺼운 껍질)즙과, 강판에 간 묵은 생강, 잘게 썬 파를 한 줌 넣는다. 이것을 잘 섞어서 마신 다음 곧장 잠자리에 들면 두통이나 오한이 없어지고 잠이 잘 오면, 다음 날 아침에는, 감기가 완전히 날아갈 것이다. 어느 지방에서는 찬 정종에다 계란을 넣어 마시기도 한다.

18) 파 된장

10원 짜리 동전 크기로 뭉친 분량의 된장과 잘게 썬 생파를 공기에 넣고 뜨거운 물을 붓고, 이것을 잘 뒤섞어 후후 불면서 자기 전에 복용한다. 자고 있는 동안에 땀이 많이 나고, 다음날 아침에는 완쾌될 것이다.

기타 효용 : 식욕 증진에 효용이 있고 오한이 날 때 복용하면 몸이 따뜻해지고 기분이 맑아질 것이다.

19) 파의 첩약(貼藥)

코감기에 걸리면, 콧물이 줄줄 나와서 귀찮을 뿐만 아니라 매우 곤란하다. 그런 때 파의 흰 부분을 1cm 크기로 잘라, 잘 때 코의 위 끝부분에 붙인다. 그러면 얼마 후에 콧물이 멎고 상쾌해진다. 아기인 경우에는 손으로 떼어버리지 않도록 반창고로 고정시켜 주면 좋다.

20) 구약나물의 첩약

곤약을 담뱃갑 정도의 크기로 잘라, 이것을 데워서 코를 싸는 것처럼 대고 따뜻하게 하면 줄줄 콧물이 나오던 것이 신통하게도 멎는다. 응급조치 방법이므로 감기에는 직접적인 효과가 있는 것은 아니다. 그러니 감기 치료에는 다른 방법을 이

용하도록 하고, 코를 시원하게 하는 일시 요법으로서는 매우
효과적이다.

21) 참기름

가벼운 코감기라면 콧구멍에 참기름을 바르는 것만으로 편
해질 것이다.

22) 잉어의 생피

잉어는 허약체질인 사람을 비롯해서, 병이나 피로 등으로
쇠약해진 몸에 좋고, 특히 그 생피의 효과는 폐렴에 거의 절
대적이므로 옛날부터 이용되어 왔다. 주의해 두
어야할 것은, 폐렴은 간단히 말해서
감기의 우두머리와 같은 것이므로,
열이 오르고 호흡이 곤란해지며, 기침, 담,
두통, 목의 염증도 심해지고, 이제는 완전히 '유명 병'에서 후
퇴했다고는 하지만 여전히 높은 사망률을 나타내고 있다. 그
위험을 잉어의 생피가 구해 주는 것이다. 그런 만큼 감기의
초기에는 잉어의 싱싱한 생피를 마시면, 즉효성과 확실한 효
과를 기대할 수 있다고 하겠다(2장 83, 제8장 6을 참조).

23) 지게미 된장국

우엉, 잘게 썬 파, 생강, 다진 마늘, 기타 야채류를 듬뿍
넣은 다음 돼지고기 따위를 넣을 된장국에, 된장의 양보다 조
금 적게 지게미를 풀어 넣는다. 파, 생강, 마늘, 주박(지게미)

등이 몸을 따뜻하게 하며, 그것을 오래 지속시켜주는 데다가 감기의 바이러스를 퇴치하는 활동에 의해서 다음날 아침에도 훨씬 편해질 것이다. 그리고 아침은 아침대로 매실장아찌에 된장을 넣은 뜨거운 엽차를 한 잔 마시면 감기를 몰아낼 수가 있다. 아침 된장국에 파를 듬뿍 넣으면 완벽할 것이다.

기타 효용 : 주박을 된장국에 넣으면 맛이 좋아지고, 감기 예방, 건강 유지에도 도움이 된다.

24) 벚꽃탕

벚꽃이 피면, 꽃의 꽃받침 째로 자소(紫蘇)의 잎이 든 매실 장아찌의 매실초에 담근다. 그리고 2~4개월 둔다. 자소 잎의 붉은 색이 우러나 벚꽃의 색깔이 더욱 아름답게 물드는데, 이 것을 감기가 들었다고 여겨질 때 2~3개 꺼내서 뜨거운 물에 넣어 잠자리에 들기 전에 복용한다. 벚꽃 향기가 도는 좀 아취가 있는 내복약으로 효과가 뛰어나, 가벼운 증상이면 하룻 밤 사이에 완쾌되어버린다. 또 벚꽃은 겹 벚꽃이 이상적 이 라고 한다.

25) 곶감의 담금탕

곶감 표면의 흰 가루도 한방에서는, 시상(柿霜)이라고 해서, 감기약으로 소중히 여겨지고 있는 것이다. 그래서 이 시상을 벗겨내지 않고 곶감을 통째로 뜨거운 물에 담가서 먹어도 효과는 변하지 않으므로 하루에 2~3회를 복용한다.

기타 효용 : 감꼭지를 물이 반 정도가 줄어들 때까지 끓여

그 물을 마시면 딸꾹질이나 야뇨증에 효과적이다.

26) 광귤 즙 된장

광귤의 즙을 짜서 된장에 섞어, 그 속에 무나 당근을 잘게 썰거나, 강판에 갈아 혼합한 것을 먹는 것이다. 된장의 효모 (酵母)와 무의 소화력, 그리고 당근의 카로틴, 비타민C의 효력을 잘 합쳐서 이용한 절묘한 감기 치료 식품으로서 높이 평가되고 있는 선인의 처방책이다.

기타 효용 : 치조농루(齒槽膿漏)로 괴로움을 받고 있는 사람에게도 좋은 것 같다.

27) 금감(金柑)

금감 50개쯤을 냄비에 넣고 그보다 2할쯤 많은 물로 부글부글 끓인다. 금감이 삶아지면 설탕을 넣는데 금감이 투명해지면 완성된 것이다. 이 즙을 감기가 걸렸을 때 마신다. 열매는 엽차에 곁들이면 맛있으므로, 평소에도 먹어서 예방에 힘쓰도록 한다(1장 73을 참조).

28) 표고버섯주(酒)

35도의 소주에 표고버섯을 넣어 4일쯤 지나면 표고를 새로 바꿔 넣는다. 이것을 4~5회 반복하는 것만으로 감기의 특효약이 완성된다. 표고버섯의 향기가 나서 대단히 마시기 쉬운 감기약이다. 한 스푼 정도를 하루 3~4회 마시면 놀랄 만큼 효과가 나타날 것이다.

그러면 어째서 표고가 감기에 좋은 것일까. 미국의 미시건 대학의 코크런 교수에 의하면 감기 등 바이러스계의 병에 표고가 좋은 것은, 표고의 포자(胞子)에 함유돼 있는 항체물질〔인터페론〕의 작용 때문이라고 한다. 균식(菌食)인 표고의 균(菌)이 인간에게 좋지 않은 균을 퇴치해 주는 것인데 표고와 소주의, 체험에 의해서 알아낸 각각의 효과를 합해서 더욱더 효험을 높이고 있다.

29) 솔잎 끓인 물

솔잎을 넣고 끓인 물이 절반 정도로 달여지게 되면 감기약이 다 된 것이다. 맛을 보아, 떫고 시큼할 정도로 진한 것이 좋고, 이것을 하루 1회 복용하면 꽤 고질화된 감기라도 잘 든는다(2장 58, 제3장 5를 참조).

기타 효용 : 중풍, 류머티즘, 천식, 고혈압, 빈혈에도 잘 든는다.

30) 비파의 잎을 검게 쪄서 구운 것

비파의 잎을 질그릇 냄비에 넣고 뚜껑을 덮고 가스 불을 약하게 해서 3시간, 물기 없이 불에 굽는다. 뚜껑 사이에서 연기가 나오지 않게 되면 냄비를 불에서 내려놓고, 비파 잎이 식으면 유발에 옮겨 고운 분말을 만든다. 이것이 완성된 것인데 오래 두고 먹을 수가 있으므로 주둥이가 넓은 병에 넣어 보관한다. 감기에 걸리면 이 분말을 한 번에 반 스푼 씩 복용한다. 먹기 어려우면 오블라트 등으로 싸서 먹으면 쉽게 먹을 수 있을 것이다.

이 비파 잎의 민간요법은 옛날부터 갖가지 약효가 전해져 왔었다. 그 유래를 거슬러 올라가 보면 불전에 이 비파의 잎을 대약왕수(大約王樹)라고 칭찬하여 그 효능이 설명되고 있는 것을 볼 수가 있다. 옛날에는 그 치료법의 주요한 부분이 오늘날 말하는 껍질이었다. 잎에 함유돼 있는 여러 가지 성분이나 효소가 서로 작용하면서 인간의 몸에 원래 가지고 있는 자연 치유력을 높인다는 생각을 기초로 이 비파 잎의 성분이나 효소를 피부를 통해서 체내에 침투시키려고 한 것이다. 하지만 사람들의 지혜는 그 성분을 입으로 받아들이는 방법을 실행시켰다. 이렇게 비파 잎의 효능은 사람들에게 인정되었고 일상의 건강 유지는 말할 것도 없고 감기에 걸렸을 때, 그리고 거기에 수반하는 기침이나 담을 없애는 데도 이용되어 난병(難病)까지도 치료하는 약으로 귀중히 여겨진 것이다. 이 비파 잎은 12월부터 2월경까지의 거무스름하고 뻣뻣한 것이 가장 효과가 좋다.

기타 효용 : 위장병, 현기증 등.

31) 비파잎탕

비파 잎 몇 개와, 뒤쪽의 털은 걸레로 문질러 떼어낸 다음, 물로 깨끗이 씻어내고 냄비에 물을 넣고 함께 끓인다. 약한 불로 끓이다가 물이 절반 정도가 되면 불을 끄고, 흑설탕을 넣어 단맛을 내면 다 된 것이다. 하루 2~3회, 2일 정도 계속 마시는데, 초기의 감기라면 무리 없이 고칠 수 있다.

32) 검게 쪄서 구운 귤

귤을 통째로, 가능하면 숯불로, 불가능하면 알미늄 박지로 싸서 가스불로 천천히 껍질이 검게 누를 때까지 구워, 뜨거울 때 후후 불면서 먹고 잠자리에 든다. 초기 감기라면 다음날 아침에는 씻은 듯이 나을 것이다. 증세가 심하다 해도 이틀 정도 계속해서 먹으면 그 효과는 스스로 놀랄 정도다.

33) 쪄서 구운 마늘, 귤껍질, 매실장아찌의 혼합 분말

비파의 잎을 쪄서 구운 것과 같은 방법으로, 마늘, 귤껍질, 매실장아찌 등을 만들어 각각 5:5:3의 비율로 유발에 넣어 갈아 미세한 분말로 만들어 둔다. 감기가 중기에 이르러도 하루에 3회, 반 스푼 정도를 복용하면 조금씩 차도를 보이며 그 효과가 나타날 것이다.

34) 해바라기 꽃을 달인 물

옛날에는 해바라기의 꽃을 잘라 처마에 거꾸로 매달아 말려 두었던 적이 있었다. 이것을 달여 그 액체를 마시면 감기에 잘 들었기 때문이다. 두통이나 해열에는 잎도 섞어서 조리는 게 효과가 빠르므로 그렇게 한다(2장 35를 참조).

기타 효용 : 류머티즘에도 효과가 있다.

35) 소금물

감기가 걸렸구나 하고 생각될 때, 밤에 굵은 소금으로 좀 진하다 싶게 소금물을 사발에 10분의 8정도 만들어 목욕 전에 마시고 몸을 따뜻하게 하고 바로 잠자리에 들자. 밤중에 땀이 많이 흐르겠지만 다음날 아침에 일어났을 때는 벌써 기분이 상쾌할 것이다.

목이 아플 때, 기침이 멈추지 않을 때, 가래가 나올 때의 감기 치료법

초기의 감기에서는 나타나지 않았던 증상이 좀 진전되면 목이 아프고, 가래가 생긴다, 마디마디가 쑤신다는 등 갖가지 증상으로 우리를 괴롭힌다. 말하자면 감기의 중기라고 할까. 이 상태에서 고치지 않으면 드디어는 열이 오르고 쓰러져버리게 된다. 그렇게 되면 모든 일상생활이 정지되고 일은 커지게 마련이다. 편도선염이 되었다, 폐렴이 되었다는 말이 나오지 않게, 병원에 다닐 시간이 없는 사람일수록 가까이에 있는 재료로 지금 바로 감기를 쫓아버리자. 그렇다면 그 방법에는 어떤 것들이 있는가.

▷ 목감기에 걸렸을 때

36) 치자나무 열매를 달인 물

관상용으로서 친숙한 치자나무 열매는 럭비공을 축소한 모양 같다. 이것을 20개쯤 그늘에서 말린다. 약한 불로 1시간, 위스키와 같은 빛깔이 될 때까지 조린 이 물을, 한 스푼만 마셔도 이도저도 할 수 없었던 목의 불쾌감이 참으로 기적이라고 할 만큼 재빨리 회복된다. 아니, 마시고 있는 동안에 나아가는 것이니까 기적 이상의 전혀 믿을 수없는 일이 눈앞에서 일어나고 있는 듯한 기분이 될 것이다. 이 증상이 없어져도 마음을 놓지 말고 다시 한 잔, 이 물을 마셔두자. 그러면 거의 하루 만에 완벽하게 중증이던 목의 통증은 사라져 버린다. 남은 것은 병에 넣어 냉장고에 보관한다.

기타 효용 : 편도선염에도 적합하다. 또 입안이 거칠어지거나 잇몸이 부었을 때도 효과가 있다.

37) 무즙에 벌꿀을 섞은 것

목이 아플 때는 무즙에 그 3분의 1 정도 분량의 벌꿀을 넣은 것을 하루에 몇 차례 한 스푼씩 계속해서 복용한다. 이것을 3일 정도 계속 복용하면 열이나 목의 통증이 완전히 없어진다.

38) 벌꿀이 밴 무즙

무를 젓가락 모양처럼 가늘고 길게 잘라 이것을 편편한 접시에 담은 다음 그 위에다 벌꿀을 충분히 붓는다. 이렇게 해서 3~4시간이 지나면 무에서 즙이 나와 벌꿀과 섞이므로,

이것을 한 스푼씩 하루에 몇 번 복용한다. 그러면 목의 아픔이나 기침도 깨끗이 없어져 버린다.

39) 물엿이 밴 무즙

무를 5mm 정도의 두께로 둥글게 썰어 거기에다 빵에 버터를 바르듯 물엿을 바른다. 이 물엿을 바른 둥글게 썬 무를 여러 개 쌓아올려 15cm 정도의 높이가 되게 한다. 이것을 접시에 넣고 한참을 놔두면, 그 접시 바닥에 걸쭉한 액체가 흘러나온다. 이 즙과 물엿을 섞은 것을 감기가 들었을 때 하루 몇 차례 먹는다. 목의 통증이 가시고, 그치지 않았던 기침도 편해질 것이다(1장 7을 참조).

40) 벌꿀과 무즙의 혼합액

먼저 무를 1cm 정도의 크기로 썰어서 주둥이가 넓은 병에 넣고, 그 무가 잠길 때까지 듬뿍 벌꿀을 얹는다. 이것을 밀봉해서 어둡고 시원한 곳에 3일쯤 두면, 무에서 수분이 배어나와 벌꿀과 섞인다. 이렇게 해서 혼합된 액체가 감기에 효과가 있고, 이것을 한 스푼쯤 찻종에 넣고 뜨거운 물을 부어 마시면 기침이 그치고 목의 통증도 덜해질 것이다. 중국의 성전(性典) 〈소녀경〉으로 알려진 소녀(素女)는 감기는 만병의 근원이라는 걸 알고 무의 잎을 끓인 죽을 먹는 동시에, 이러한 연구를 통해 백 세까지 살고, 그리고 섹스를 즐겼다고 한다.

기타 효용 : 여기에 무의 마른 잎을 잘게 썰어 욕조에 넣으면 부인병에 좋고 대하에도 효과적이다.

41) 마늘, 벌꿀이 든 무즙

벌꿀과 무즙만을 섞은 것이 미적지근하게 느껴지는 사람이면, 벌꿀과 강판에 간 무를 혼합 복용해도 좋을 것이다. 혼합 비율은 반반으로 한다. 항생물질이 든 트로우치를 남용하기 전에, 반드시 시험해 보자. 이 방법은 곳곳에서 옛날부터 전해지는 치료 방법이다. 더욱 효과를 올리기 위해서는 마늘을 담근 벌꿀을 이용하면 좋을 것이다. 이것을 사용하면 목이 불쾌한 것과, 감기에 의한 온몸의 불쾌감이 없어져 버릴 것이다. 그것은 벌꿀의 소염작용, 마늘의 살균력이 상승적으로 작용하기 때문일 것이다. 하지만 늘 목이 붓거나 발열하는 사람은 과학적인 검사를 해야 한다. 근본적으로 중대한 문제가 있기 때문이다(9장 29를 참조).

42) 마늘, 흑설탕의 벌꿀

마늘 100g, 흑설탕 50g, 벌꿀 10스푼을 준비 한다. 강판에 갈은 마늘을 그릇에 담고, 여기에 잘게 빻은 흑설탕과 벌꿀을 넣고 잘 섞는다.

이것을 하루에 반 스푼 정도의 분량을 아침저녁 두 번, 오블라이트로 싸서 복용하면 목이 아픈 증세를 수반하는 감기에는 잘 듣는다.

물론 만들어 둘 수가 있으므로 가능하면 액체를 주둥이가 넓은 병에 넣고, 냉암소나 냉장고에 보존한다.

기타 효용 : 상용하면 강장제로서도 효과가 있다.

43) 말린 귤껍질과 검은 팥을 넣어 끓인 것

검은 팥은 콩의 일종으로 껍질이 검기 때문에 흑두(黑豆)라고 분리하고 있다. 따라서 영양분은 여느 콩과 같다.

지방분도 다른 콩처럼, 대부분이 리놀산이나 리놀레인산 등으로 콜레스테롤이 함유되어 있지 않은 식품이다.

이 검은 팥은 옛날부터 목소리를 좋게 하고 기침을 그치게 하는 작용이 있다고 알려지고 있다. 목을 지나치게 사용하여 목이 쉬었을 때 종종 사용되어 왔다. 그것은 검은 팥에 함유되어 있는 미량의 사포닌이 작용하기 때문일 것이다.

귤 따위의 감귤류(柑橘類)의 비타민C는, 감기의 바이러스를 배제하는 작용이 있다고 하므로 이 혼합은 목이 아픈 감기에는 적합한 묘약이다.

검은 팥은 벌꿀로 달게, 또 간장 맛으로 조리고, 여기에 귤껍질을 잘게 썰어 넣고 다시 조린다(1장 59를 참조).

44) 생파 찜질

생파를 얇고 둥글게 썰어, 가제로 싸서 목에 감는다. 파의 점액이 열로 바싹 마르게 되면 새 파로 교환한다. 이렇게 여러 번 되풀이하고 있는 동안에 목의 통증도 사라질 것이다.

45) 마늘 잼

먼저 껍질을 벗긴 마늘 5개를 찜통에 넣고 20분 정도 찐다. 찐 마늘을 잘 으깨어 두꺼운 냄비에 넣고, 벌꿀 500g 정도를 넣은 다음 2시간 정도 천천히 약한 불로 조린다. 이 마늘 잼을 자기 전에 한 스푼 복용하면 목이 부드러워지고 편해진다. 보관법은 병에 넣어 냉장고에 넣는다.

기타 효용 : 빈혈, 위(胃)를 튼튼하게 하는 건강 약으로.

46) 매실장아찌탕

장아찌를 1~2개, 서두르지 말고 천천히 구워 찻잔에 넣고 거기에 뜨거운 물을 붓는다. 이것을 1~2일 계속 복용하면, 얼마 되지 않아 아픔이 줄어들 것이다(1장 63을 참조).

47) 말린 국화 달인 물과 국화주(酒)

꽃잎만을 따서 말린 것을 물을 붓고 달인다. 처음보다 절반 정도의 분량이 될 정도로 달인 액체는, 목의 아픔이나 불쾌감을 없애 준다. 기타 감기에 따르는 두통, 복통, 해열에도 효력을 나타내므로 약용주(酒)로 해서 보존해 두면 언제나 사용할 수 있어 편리하다. 국화주는 국화와 술의 배합을 1:3으로 해서 넓은 주둥이의 병에 넣고, 밀폐해서 2~3개월 되면 마실 수 있게 된다. 설탕은 넣지 않는다. 생 국화를 초장으로 해서 먹는 곳도 있으나 이것은 국화가 필 무렵에 감기를 날려보내는 음식물로 활용하여야 한다. 순수한 초를 사용하면 초에 포함된 아미노산 등의 작용에 의해서 내장 기능은 활발해지고, 혈액도 정화되어 감기 따위의 바이러스가 침입해도 거기에 대한 저항력이 강해지기 때문이다.

기타 효용 : 피로 회복, 고혈압, 동맥경화 등에도 좋은 약이 된다.

48) 질경이 달인 물

마당이나 들에 자생하는 질경이를 말려서 뜨거운 물이 절반 분량이 될 만큼 달인 액체를 하루에 수 회 복용하면 효과적이다(1장 75, 2장 39와 85를 참조).

49) 정종 찜질

작게 자른 가제에 정종을 축여서 목에 대고, 그 위에 붕대를 감는다.

가제가 마르면 정종을 다시 축여 또 목에 댄다. 이렇게 해서 2~3회 되풀이하고 있는 동안에 아픔이 사라진다.

50) 소금물 양치질

컵에 굵은 소금을 한 줌 넣고 물에 녹여, 이것으로 양치질을 하면 다음날 아침에는 통증이 없어진다. 다음날도 아침저녁 2회 반복하면, 아픔이 재발하는 일이 거의 없다.

51) 감자 즙

목이 부어 아프거나, 편도선염이 되면 감자를 강판에 갈아 생긴 즙을 탈지면에 흠뻑 적셔 목에 대고 붕대로 감으면 염증이 사라진다. 이 감자는, 물집이 생기는 경향이 있는 병에 좋고, 잘 붓는 증상에도 효과가 있으며, 강장효과도 있으므로, 독일에서는 이 감자를 국민식(國民食)이라고 정해, 감자 생산을 장려한 일이 있을 정도이다.

더욱이 1940년대에는 감자가 만능통치약으로서 인간의 몸에 없어서는 안 되는 식품이라고 생각된 적도 있었다. 감자를 강판에 갈아 생긴 즙(거른 즙이 아님)으로 만들어 사용하는 것인데 열 때문에 빳빳하게 마르면, 새 것으로 바꿔 붙이도록 한다. 귀찮게 여기지 말고 꾸준히 반복하면 효과는 점점 빨라질 것이다(2장 2를 참조).

기타 효용 : 이것을 복용하면 위가 묵직할 때, 위궤양(胃潰瘍)에도 잘 듣는다.

52) 만려지(萬藜枝) 즙

같은 만려지라도 파르스름한 것은 못쓰고 거무스름할수록 효과가 있다. 이 만려지 즙을 헝겊에 묻혀 목에 붙이면 목의 통증이 점점 없어져 가는데, 이것을 먹어도 감기에 효과가 있다. 먼저 통째로 불에 구워 표면을 좀 그슬리고, 반으로 쪼개어 속을 빼내고 얇게 썰어 가다랭이포를 곁들여 간장 맛으로 먹는 게 보통이다. 또는 얇게 썰어 기름에 볶다가 된장으로 맛을 내어 먹는 방법도 있다.

기름에 볶는 것은 감기 바이러스 퇴치에 중요한 비타민C의 유출을 방지하기 위한 지혜이며, 만려지가 야채 중에서도 뛰어나게 천연의 비타민C가 많다는 것을 선인들은 경험적으로 알고 있는 증거라고 할 것이다. 게다가 강장효과도 뛰어나 남국 요리에서는 불가결한 것이 되어 있다.

기타 효용 : 건위(健胃), 간장강화, 발기부전에 효과를 나타낸다.

53) 자두찜 구이

씨를 제거한 자두를 알미늄 박지로 싸서, 이것을 찜구이로 해서 먹는 것이다. 이것만으로 즉시 효과를 볼 수 있지만, 그래도 마음이 놓이지 않을 때는 생 과육을 목에 바르면 더욱 효과를 기대할 수 있다.

기타 효용 : 자두는 알콜성의 간염에 잘 듣는다. 그러므로 술안주에 이것을 먹는 것도 간장을 위해서 좋은 것이다. 또 담배 연기가 자욱한 곳에서 이 자두를 먹으면, 목이 아릿한 증상을 치료해주므로 이용해봄직한 방법이다.

54) 쑥 즙

쑥으로 주스를 만들어 하루에 3회, 한 스푼씩 계속적으로 복용하면 낫는다. 햇볕에 말린 쑥으로 쑥차를 만들어 이것을 다른 차 대신 먹으면 좋을 것이다(2장 41, 3장 14를 참조).

55) 우엉 잎 생즙

우엉 잎과 밥알을 곤죽이 될 때까지 짓이겨 이것을 헝겊에 싸서 목에 붙이면 아픔이 거짓말처럼 싹 가신다(제2장 79를 참조).

기타 효용 : 관절염, 외이염, 치통에도 잘 듣는다. 우엉은 옛날부터 중풍 치료에 사용되었다. 이것을 먹으면 다리 허리의 힘이 되살아나 일어날 수 있다고 해서 약처럼 사용되어 온 것이다.

56) 매실 액즙과 마늘 혼합액

우선 매실 과육은 액즙을 만든다. 매실 액즙은 매실장아찌의 30배 효과가 있다고 전해지고 있으므로, 이것만으로도 약효가 크다.

만드는 방법은 다음 요령으로 한다.

① 푸른 매실 4~5kg을 잘 씻어 씨를 빼내고 으깬다.

② 면으로 된 주머니에 넣어 즙을 짠다.

③ 냄비에 짜낸 즙을 넣고, 아주 약한 불에서 끓이면서 휘젓는다.

④ 청황색의 액체였던 것이 점점 갈색으로 바뀐다. 그리고 액체 상태였던 것이 점차 거품으로 변하고, 끈적끈적하게 되므로 이 거품을 주걱으로 떠올려봐서, 실처럼 길게 늘어지게 되면 불을 끈다.

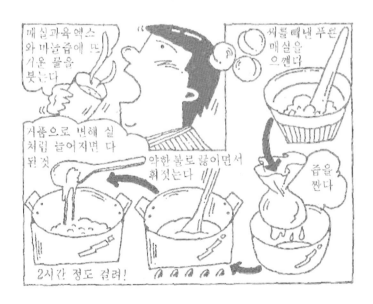

①에서 ②까지 약 2시간 걸릴 것이다. 곧장 사용하지 않을 사람은 병에 넣어 보존한다. 편도선염이나 목이 부어 아플 때는 이 매육 액즙 3분의 1스푼 분량과 작은 마늘 한 조각에서 얻어진 마늘 즙을 섞어 찻잔에 넣고 따뜻한 물을 부어 양치질을 하거나, 2배로 엷게 해서 목에 바르면 효과가 있다(2장 51과 53, 103을 참조).

기타 효용 : 복통, 설사, 변비, 빈혈 등에 뛰어난 효과가 나타난다.

▷ 기침이 나거나 가래가 나오는 감기일 때

57) 연근탕

미리 무를 주사위 모양으로 썰어, 벌꿀에 재운 다음 병에 넣어 7~10일 정도 냉장고에 넣어둔다. 이렇게 해서 무즙과 벌꿀이 혼합된 액체, 다시 말하면 무로 된 엿을, 연근을 조려서 생긴 액체에 단맛이 알맞게 될 때가지 가해서 맛을 내어 연근탕을 만드는 것이다. 연근을 삶아서 만든 물은 건조시킨 연근을 썰어서 주전자에 넣고 원래의 물이 절반이 될 때까지 바짝 조린다. 그러면 진한 갈색의 액체가 만들어질 것이다. 이것을 사용하는 것이다. 하루 3회 복용으로 치유되며 그렇게 심하지 않을 때는 밤에 자기 전에 복용하는 것만으로 아침에는 그친다.

기타 효용 : 위궤양, 빈혈에도 효과가 잘 나타난다.

58) 연근즙

생 연근을 갈아서 가제로 거른 즙에 벌꿀을 넣어 먹기 쉽게 한다. 한 스푼으로도 효과가 있다. 하루에 수 회 복용하도록 한다(9장 19, 10장 9를 참조).

기타 효용 : 자양, 강장, 건위에도 효과가 있고, 상처가 났을 때 바르면 지혈 효과가 있다.

59) 말린 귤껍질

귤껍질을 말린 것은 한방에서도 약으로 이용되며 이것을 진피(陳皮)라고 부른다. 건위, 진해에 도움이 되므로 가정에서도 귤을 먹고 나서 껍질을 말려 잘게 썰어 달여 먹으면 기침이 날 때 효과를 발휘할 것이다. 귤껍질에는 비타민C가 풍부하다. 앞에서도 말한 바와 같이, 비타민C는 감기의 바이러스를 추방하는 데 도움이 되고 있으므로 활용해보자. 그런데 현재 출하되고 있는 귤의 대부분이 농약이 묻은 것이다. 그러므로 농약을 사용하지 않은 귤을 고르는 게 중요하다(1장 43을 참조).

기타 효용 : 귤을 통째로 먹으면 암의 예방도 된다고 하며 껍질만으로도 악성 콜레스테롤을 추방하고 혈압을 안정시킨다. 정신적 스트레스를 해소하는 효과도 있으므로 반드시 이 귤껍질을 상비하도록 권하고 싶다.

60) 벚나무 속껍질을 달인 물

벚나무의 겉껍질을 벗기고 안에 있는 속껍질을 깎아 말린

다. 이것에 물을 부어 그 물이 반 정도가 될 만큼 달인 액체
는 악성의 기침도 그치게 한다(2장 26을 참조).

기타 효용 : 종기, 설사, 옻이 올랐을 때, 버섯 중독에 효
과가 있다.

61) 푸른 매실을 설탕에 담근 즙

푸른 매실을 깨끗이 썰어서 다음에 설탕을 뿌려 담근다. 매
실과 설탕을 대략 같은 양으로 하지 않으면 신맛이 강해지므
로, 설탕의 양은 신경 써서 넣어야 한다. 2~3개월 지나면 즙
이 배어나오는데 이 즙을 한 스푼 정도씩 하루 3회 복용하면
기침이 그친다.

62) 생강매실탕

3분 이상 담가 두었던 매실장아찌를 불에 구워 약간 태우
고, 같은 양의 생강을 껍질을 벗겨 똑같이 태운다. 이것을 한
꺼번에 헝겊에 싸서 걸러 낸 즙에 뜨거운 물을 부어 단숨에
들이마신다. 그러면 어느 새 기침이 멈춰 있는 것을 느낄 수
있을 것이다(1장 46을 참조).

63) 매실장아찌 종자탕

매실장아찌 종자의 알맹이를 5개쯤 으깨어, 뜨거운 물을 부
어 사용하면, 심한 기침도 간단히 낫는다. 그러므로 매실장아
찌를 먹고 남은 씨는 모아두도록 한다. 뜨거운 햇볕에서 말리
면 망치나 펜치로 간단히 깰 수 있다. 주변에서 흔하게 볼 수

있기에 소홀하기 쉽지만 감기에는 훌륭한 특효약이다. 다만 편도선염이 중증이 돼 있으면 이러한 처치 이외에 내과적 의문도 제기해, 일단 의사와 상담하는 일을 잊지 말아야 한다.

64) 밤나무 잎을 달인 물

말린 밤나무 잎에 물을 붓고 끓인다. 원래의 물이 반 정도가 될 때까지 달여서 된 액체를 하루에 몇 차례 복용하면, 집요한 기침도 멎는다. 부작용이 전혀 없으므로 노인이나 어린이에게도 안심하고 먹일 수가 있다(5장 17을 참조).

기타 효용 : 송충이에게 쏘이거나, 옻이 올랐을 때 환부에 바르면 효과가 있다. 마른 밤은 신장의 특효약이고 생밤은 강정제이다. 밤의 떫은 껍질을 분말로 만들어서, 벌꿀에 녹여 얼굴에 바르면 기미가 없어져 젊음을 유지할 수가 있다.

65) 무 씨

꽃가게에서 팔고 있는 무의 씨도 좋다. 이것을 깨처럼 볶아 절구에다 빻아서 복용한다. 기침 감기에 잘 듣는다.

66) 모과절임과 모과주, 모과시럽

적당히 자른 모과에 같은 양의 벌꿀을 넣어 그릇 뚜껑을 잘 덮은 채 3일쯤 놔둔다. 그러면 모과의 액즙이 올라오는데, 이 액즙을 떠내어 냄비에다 끓인다. 이것을 한 스푼쯤 복용하면 기침이 멎는다. 나머지는 냉각시켜 냉장고에 보관한다.

어른은 모과주를 들도록 권한다. 두 쪽으로 쪼갠 모과 1kg에 술 1.8리터, 벌꿀 500~800g과 함께 병에 넣어, 반년쯤 발효시켰다가 모과를 꺼내기만 하면 되는 것이다(반년이 지나면 모과 자체는 맛이 없어진다). 이렇게 하면 감기의 기침을 멈추게 하는 데도 좋고, 발작이 일어났을 때 한 스푼 정도 복용해도 편해진다.

그런데 꺼낸 모과가 아깝다고 여겨지지 않을까. 주서를 사용하면 놀랄 만큼 많은 양의 액즙이 나오는데, 그 액즙을 모과주 속에 되 넣으면 농도는 훨씬 진해진다. 아니, 이 액즙만을 따로 해서 이것을 약용으로 하고, 모과주는 건강음료로 해도 좋을 것이다. 그러면 여성이나 어린아이도 먹을 수 있는 진액 모과 시럽을 절이는 방법도 이어서 소개한다. 우선 모과 2kg을 잘 씻은 다음 4쪽으로 잘라서 씨를 뺀다. 이것을 얇게 잘라 소금을 묻혀 주둥이가 넓은 병에 넣는다. 설탕 1kg 분량과 번갈아 넣고 10일쯤 지나면, 맛있는 진액 시럽 절임이 완성된다.

기타 효용 : 천식에도 효과가 있다.

67) 쥐참외 달인 물

쥐참외는 야생의 식물이다. 한겨울에도 고목 사이에 빨간 열매를 늘어뜨리고 있다. 맛은 없으나 친숙한 가정약이다. 이 쥐참외의 뿌리와 씨를 갈아서 으깨어, 적당한 양의 물로 부글

부글 끓여 마시면 기침이 멈춘다. 배뇨작용도 좋아지고, 열이
나 부기도 빠진다. 한동안 계속 복용하면 피가 깨끗해져
서 실로 건강해지고 강장효과도 함께 기대할 수 있게
된다(10장 4를 참조).

기타 효용 : 뿌리의 즙은 화상의 응급조치에는 가
장 적절하다고 할 수 있다. 물론 환부에 칠한다.
한랭한 것에 약한 치질에 좋으며, 술 따위에 넣어
손가락으로 으깨어 질척질척하게 한 것을 욕조에 넣는다. 왜
그런지 모르지만 여자의 치질에는 특히 잘 듣는 것 같다. 또
열매를 10개 정도 욕조에 넣으면 몸도 따뜻해지고 여성의 월
경불순도 치유되고 다산이 된다. 살갗이 트거나, 동창(凍瘡)
에 좋으며 손으로 으깨고 있는 사이에 거친 손이 나을 정도로
효과가 있으므로 여성에게는 불가결한 식물이다.

68) 멍게를 자소(紫蘇)로 싼 것

멍게 한 조각을 한 장의 자소로 싸서 3개월간 소금에 절여
두었다가 먹으면 기침을 멎게 한다. 장기간 보존
을 위해서는 멍게 조각을 한 시간 쯤 소금에 절
였다가 초로 씻고 나서 말면 좋을 것이다.
이 멍게는 글리코겐의 덩어리로서 최음식에
가까운 것이다. 자소의 잎으로 싸는 것은 자
소의 풍미인 페리라알데히드가 강력한 방부작

멍게

용을 하기 때문이다(제8장 52를 참조).

기타 효용 : 식욕 감퇴, 노이로제, 뇌의 활동 촉진에 좋다.

69) 뱀밥(쇠뜨기) 달인 물

봄에 뱀밥을 뜯고 난 다음에도 쇠뜨기가 자라나므로 모두 뜯어두면 진해에 효과적인 약이다. 가래를 없애는 데 효과가  있는 것은 사포닌 성분의 작용에 의한 것이다. 뱀밥이나 쇠뜨기를 10개 정도 물이 절반 정도로 줄어들 때까지 끓여서, 기침 증상이 일어날 때 한 스푼 정도를 복용한다. 이 뱀밥과 쇠뜨기는 친자 사이는 아니지만 형제 같은 것으로, 뱀밥은 포자를 흩어 뿌리는 번식 역할, 쇠뜨기는 영양 보급을 분담하는 역할을 한다. 이것들은 옛날 임질을 치료할 때 사용했다고 할 정도로 꽤 효과적인 약초라고 해도 좋을 것 같다. 노인을 위해서는 요리를 해도 좋은 것이니, 뱀밥 무침이나 볶음, 쇠뜨기 맑은 국 따위는 아마 익히 알고 있으리라(4장 3, 8장 10을 참조).

기타 효용 : 신장병이나 그 병에 의한 부기를 빼는 데도 효력을 발휘한다.

70) 머위 새순 찜구이

머위의 새순을 알미늄 박지로 싸고, 가스불로 5~10분 동안 찜구이로 한다. 이것을 설탕 등으로 맛을 내서 먹으면 목의 통증이나 가래가 싹 가신다. 옛날에는 머위의 새순을 젖은 신문지에 싸서 잿더미 속에 묻어뒀다고 한다.

기타 효용 : 건위, 간장 강화.

71) 뽕나무 백피 달인 물

뽕나무의 새싹은 4월이 되면 딸 수 있다. 그런데 기침에 약이 되는 뿌리도 이때가 채취 시기이다. 뿌리 중 수염뿌리의 위 껍질을 제치고, 흰 껍질만을 모아 그것을 말려, 물을 넣고 그 물이 절반의 분량이 될 때까지 끓이는 것이다. 이 액체가 심한 기침이나 천식을 고쳐 주는 것이다.

근처에 뽕나무를 재배하고 있는 곳이 있으면 나누어 달라고 하거나, 또는 낮은 산에 가면 산뽕나무가 자생하고 있으므로 그것을 채취해 오도록 한다.

기타 효용 : 싹은 튀김으로 하면 정혈작용이 있으므로 몸을 회춘시키는 데 효과가 있다. 뿌리는 역시 조려서 중풍 치료에 쓴다.

72) 자소주(紫蘇酒)

자소의 열매를 훑어 35도의 소주에 넣고 3개월 정도 발효시킨다. 술을 못 마시는 사람이라면 여기에 설탕을 넣어도 좋을 것이다. 3개월이 지나면, 자소의 열매만 걸러서 제거한다. 그러면 자소의 빛깔과 향기가 듬뿍 나오고, 맛도 훌륭한 것이 된다. 감기에 걸려 기침이 나거나 목이 아플 때는 한 스푼만으로 딱 그쳐버린다(3장 57을 참조).

73) 금감엿

금감의 씨를 제거한다. 두세 곳에 식칼로 구멍을 내고 이쑤

시개 등으로 씨를 파낸 금감 500 g과 황설탕 200 g을 병에 번갈아 재워 넣어서 제일 윗부분에 황설탕을 넣는다. 그리고 마지막에 벌꿀을 스푼으로 서너 스푼 넣고 뚜껑을 닫고 냉장고에 보존하는 것이다. 가게 안을 들여다봐서 전체가 걸쭉해진 것 같으면 다 된 것이다. 기침이 나올 때 스푼으로 떠서 먹으면 곧 효과가 나타난다(제1장 27을 참조).

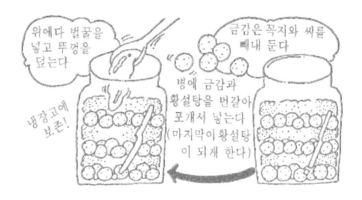

74) 꽈리 소금 절임

꽈리의 주머니를 벗기고, 안의 빨간 열매를 꺼내 물로 씻어서 굵은 소금을 넣어 잘 절여서 병에 담아 냉장고에 보관한다. 감기로 목이 아파오거나 기침이 나면, 어른일 때는 2개, 아이는 1개 먹는다. 소금 맛이 너무 강한 것 같으면 물로 씻어서 먹는데 하루 1~2개로 치유될 것이다.

75) 질경이 달인 물

질경이를 2포기 뿌리째 파서 깨끗이 씻어 그늘에 말린 뒤에 컵으로 5잔의 물로 그 절반의 양이 될 만큼 달여서 이 액체를 하루에 여러 번으로 나누어 마신다(아기의 경우는 그 반이 좋다). 그러면 다음날에는 깨끗하고 상쾌하게 기침이 멈췄을 것이다(1장 48, 2장 39와 85를 참조).

76) 벌집 달인 물

겨울을 지나 벌의 애벌레가 들어 있지 않은 쇠바더리(쌍말벌의 일종)의 집을, 처음에 부은 물이 절반으로 줄 정도로 달인다. 이 액체가 편도선염을 비롯해서 목의 통증에도 잘 듣고 또 재발하는 일도 없다.

▷ 열이 나는 감기일 때

77) 범의귀 달인 물

범의귀는 관상용으로 팔리고 있는 것을 흔히 볼 수 있다. 그늘에 말린 잎을 하루 4 g 정도의 분량으로 조린다. 이 액체가 열감기에 잘 듣는다(4장 28, 7장 13, 9장 11을 참조).

기타 효용 : 치통, 치조농루, 옻이 올랐을 때 등에 효과를 발휘한다.

78) 갯방풍 달인 물

5월의 해변 풍경은, 갯방풍의 흰 꽃으로 넘친다. 그것은 모

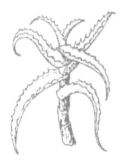

래의 이동을 막기 때문에 '갯방풍'이라는 이름이 붙었다. 또는 해변에 자생하는 약초로 중풍을 막기 때문에 그런 이름이 붙었다고도 한다. 이것은 생선회에 곁들이는 야채로서 연한 붉은 색의 줄기와, 푸른 잎이 흔히 따라 나오는데 먹지 않고 남겨두는 사람이 많다. 땅을 깊이 파고 채취한 뿌리는 그늘에 말려 물을 넣고 그 물이 절반이 될 때까지 달여서 그것을 마시면 감기가 딱 떨어진다. 발한작용이 대단히 강하고, 열이 없어지고 몸이 쑤시던 통증도 없어진다(2장 45를 참조).

기타 효용 : 목욕할 때 사용하면 목욕 후 한기를 느끼지 않는다.

79) 노회(蘆薈) : 알로에와 금감 달인 물

노회 500g을 깨끗하게 씻어서 5mm의 두께로 썰고, 금감 300g은 한 개씩 깨끗이 닦아 반으로 갈라놓는다. 금감은 절대로 물로 씻어서는 안 된다. 그리고 알로에와 금감을 1리터의 불에 넣고 삶다, 물이 절반 정도로 줄어들면 양쪽 모두 꺼내어 얼음설탕으로 맛을 낸다. 기침이 나고 열이 날 때, 하루에 3~4회 정도 복용하면 열이 내리고 기침도 가라앉는다.

다만 노회는 아로인, 아로에메모진이라는 성분이 다량 포함돼 있어 이것은 설사약으로서 인정되고 있으므로 과음하면 설사를 일으킬 수도 있어 주의하도록 한다.

기타 효용 : 변비, 위궤양, 십이지장궤양, 신경통, 류머티 즘 등에도 약효가 있다.

80) 알로에와 금감(金柑) 설탕절임

설탕절임을 해서 보관해 두면, 금감이 없는 계절에도 이용 할 수 있어서 대단히 좋다.

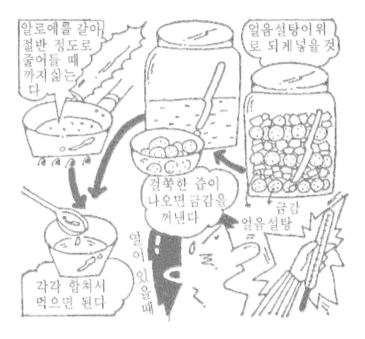

알로에를 갈아, 절반 정도로 줄어들 때 까지 삶는 다

얼음설탕이 위 로 되게넣을 것

걸쭉한 즙이 나오면 금감을 꺼낸다

열이 있을때

금감

얼음설탕

각각 합쳐서 먹으면 된다

만드는 요령은 다음과 같다. 먼저, 금감을 씻지 않고 마른 행주로 깨끗이 닦는다. 다음에 병에 금감과 같은 양의 얼음설 탕을 번갈아 넣는다. 그리고 가장 위가 얼음설탕이 되도록 해 서 절이는 일이 끝나면 뚜껑을 덮고, 냉암소에 놓는다. 냉암 소에 보관하면서 때때로 병을 잘 흔들어 얼음설탕이 잘 섞이 도록 한다. 그리고 걸쭉한 즙이 배어나왔을 때 금감은 빼내버리고, 즙만을 보존하면 된다.

막상 열이 났을 때 알로에는 언제나 쉽게 구할 수 있으므로, 먼저 이 알로에를 처음에 넣은 물이 절반이 될 정도로 끓여, 그 액체와 금감즙을 섞은 것을 한 스푼씩 하루 3, 4회 복용한다. 놀랄 정도로 빠르게 해열이 될 것이다.

81) 지렁이를 달인 물과 질경이차

여름감기에도 너무 잘 걸린다고 생각되는 사람은, 보통 감기와 증세는 같을지라도 원인이 다른 경우가 많으므로 주의할 필요가 있다. 도시화됨에 따라, 점차로 생활환경이 변화하고, 게다가 심한 오염이 고온 다습에 의해서 더욱 악화되어, 이것이 인체에 작용하는 것이 도시의 여름감기이기 때문이다. 기침, 발열, 두통 등 그런 감기 증상이 없어져도 그것이 근치된 것이 아니고, 한여름 동안에도 여러 차례 재발할 뿐만 아니라 다음 해 여름이 되면, 같은 증세가 나타나는 것이 여름 감기이다. 이것을 그대로 두면 폐가 섬유화되어 굳어 버리게 되므로 절대 그대로 방치해두면 안된다.

이렇게 되기 쉬운 사람은 알레르기 체질인 사람에게 많으며, 곰팡이나 먼지, 애완용 새(鳥)의 분비물 등에 의해서도 여름 감기에 걸린다. 그래서 청결한 환경을 만드는 것이 여름 감기를 예방하는 중요한 요소가 된다. 중앙 냉방도 관리가 잘 돼 있지 않은 곳의 공기는 나쁘며 그 냉각수의 물 속에는 호흡기 질환을 일으키는 균이 가득한 경우가 많아, 이것이 방안 가득히 내뿜어져 구석구석까지 침투해 공기 속에 자리를 잡고 있기 때문이다. 그렇기 때문에 이런 기계류의 청소도 신경 써야 한다. 하급 호텔 생활자가 많은 미국에서는 냉방병이라고 해서 문제가 되어 있을 정도다.

이와 같은 여름 감기에 걸리면 지렁이가 그 효력을 나타낸다. 지렁이가 여름 감기를 퇴치하는 묘약이 되는 것은, 이것이 부신스테로이드 효력의 덩어리라고 일컬을 정도이기 때문이다. 내장은 손가락이나 젓가락으로 훑어내 버리고 햇볕에 말린 것을 약한 불로 천천히 바짝 조리면 완성된다. 큰 지렁이 5마리를 1회 분량으로 하고 이틀에 3회, 1개월은 계속하도록 한다. 그리고 질경이를 달인 액체도 계속 마시면 체질 개선도 되어, 두 번 다시 여름 감기에 걸리는 일은 없을 것이다. 또 이러한 여름 감기뿐만 아니라 열이 있는 감기에도 지렁이는 뛰어난 효과가 있다. 한방에서는 지렁이를 지용이라고 해서 그 독특한 징그러운 모양을 변형해서 팔고 있다. 이것은 뛰어난 해열제로 한두 번 복용하면 열이 내린다. 가정에서 지렁이로 감기약을 만드는 또 하나의 방법은, 살아 있는 지렁이 두세 마리를 널빤지위에 올려놓고 칼이나 막대기 등으로 진흙을 훑어 빼내고, 물은 컵으로 두 잔 정도의 분량을 넣은 다음 물이 절반이 될 정도로 바짝 달인다. 이 지렁이를 달인 액체에 흑설탕을 약간 넣어서 조석으로 공복 시에 복용한다. 한약방에서 구입한 것이라면 2~3g을 복용하면 좋을 것이다(3장 43, 11장 27을 참조).

82) 마른 표고버섯 달인 물

시중에서 판매되고 있는 표고버섯 15 g에다 물 3컵을 넣어 물의 양이 반이 될 때까지 느긋하게 끓인다. 열이 났을 때 이 액체를 하루 2회 복용하면 열이 씻은 듯이 가라앉게 된다. 표고버섯은 '균식(菌食)' 중에서 으뜸으로 단백질, 지방, 탄수화물, 미네랄이나 비타민 이외에도 참으로 많은 효소가 함유되어 있다. 이런 성분들이 우리들의 몸이 갖는 자연 치유력을 훨씬 높여준다. '균식'이라고 말하면 약간 낯선듯하지만, 된장 치즈, 요구르트 술 등은 '곰팡이류' 식품이라고 하고, 이것에 대해서 버섯은 '균'으로 되어 있는 오직 하나의 식품이므로 '균식'이라고 말하고 있는 것이다.

이 '균식' 중에서도 특히 표고버섯이 가장 좋은 약이라고 한다. 이 표고버섯은 옛날부터 '불로장수의 묘약'이라고 해서 귀하게 여겨 왔다. 그리고 요즘은 암을 억제하기도 하는 식품이라고도 말하게 되었다. 불균형적인 식생활이 되기 쉬운 오늘날에야말로 일부러라도 식탁에 올려놓고 싶은 식품이라고 할 수 있을 것 같다.

기타 효용 : 고혈압이나 위장 장애에도 적합하다.

83) 푸성귀 머리띠

무나 또는 무청(蕪)의 잎을 머리에 두르고, 손수건 등으로 벗겨지지 않도록 매어두면 되는 것이다. 그러면 잎이 열을 흡수해서 흠뻑 젖게 되는데, 그럴 경우에는 새 잎으로 바꿔 대도록 한다. 3~4회 그것을 되풀이하면 열이 내린다.

84) 도라지 달인 물

마지막은 도라지. 건위 강장의 묘약인데 보통 음식으로 많이 먹는다. 뿌리째 흙이 묻은 그대로 말려 끓여 내는 것인데, 이것을 한 번 복용하면 기침은 즉시 멈춘다. 목이 아플 때는 이것으로 양치질을 하면 아픔이 딱 멎는다(7장 3을 참조).

기타 효용 : 기관지염에 즉효이다.

위장, 간장 등 소화기 이상

위가 약할 때, 위가 더부룩할 때, 메슥 거릴 때, 위궤양 증상, 위경련 등의 치료법

신체 중 어디 한 곳이 아파도 그것이 몸 전체에 악영향을 미친다는 것은 말할 것도 없다. 특히 사람이 활동하기 위해 필요한 에너지의 원천인 음식물을 제대로 섭취할 수 있는 위를 갖고 있느냐 어떠냐는 건강을 유지하는 중요한 조건 중의 하나이다. 위가 튼튼하면 구석구석까지 영양이 골고루 미쳐서 각 기관도 튼튼해지고, 전신에 생기가 넘치고 정신적인 자신감도 충만할 것이다. 그러나 위가 건강하지 못하면 음식물을 충분히 섭취하지 못하게 되며 각 기관도 거기에 따라서 활발하지 못하게 된다. 요즘 위약(胃弱)함을 비롯해서 위의 트러블로 고생하고 있는 사람이 얼마나 많은가. 그런 사람들을 위한 치료법을 소개하기로 한다.

1) 벌꿀을 넣은 붉은 와인 계란주

위가 쓰리다. 이번 기회에 마음먹고 위장을 고치고 싶지만 그래도 술은 마시고 싶다면…, 그런 염치가 좋은 사람에게는 붉은 와인과 벌꿀을 반반 섞고 계란을 넣은 난주(卵酒)가 좋다. 그리스에서 유래한 것인데 고대로부터 불로장수의 묘약이라고 전해오고 있는 벌꿀주의 변형인 듯도 하다. 미국이나 영국에서는 맥주에 계란을 넣는데, 이것 역시 강정법의 하나라고 할 것이다.

2) 감자즙

위가 아픈 데는 무엇보다도 좋은 특효약이다. 특히 감자 껍질에는, 위를 건강하게 하는 솔라닌이 있으므로, 껍질째 강판에 갈아 사용한다. 하지만 싹이 돋은 부분은 제거해야 한다. 감자 싹에는 독성이 들어 있어서 먹으면 오히려 복통을 일으키는 일이 있기 때문이다. '하루에 감자 한 개 분량을 3회로 나누어서'가 복용의 묘안이다(1장 51을 참조).

3) 번행초의 즙

번행초는 해변에서 자라는 식물로서 위의 점막을 보호해 준다. 그 즙만 짜서 마셔도 좋고, 또 다른 주스에 섞어도 효과가 있다. 된장국의 건더기, 데친 나물, 샐러드 등 여러 가지 방법으로 이용할 수 있다. 햇볕에 말린 것은 차 대신으로 사용할 수도 있다. 가슴앓이, 위가 트릿한 것, 숙취의 메슥거림도 나으며, 위염이라면 확실한 효과가 있을 뿐만 아니라 예방에도 좋다. 위암의 특효약이라고 믿고 있는 사람이 많은 것도 그 때문일 것이다. 어부들도 참치를 집에 갖고 와서 회로 먹을 때는 이 번행초를 참치 뱃속에 채워서 가지고 온다고 한다. 썩기 쉬운 고기를 언제까지나 신선하게 유지하는 효력이 있을 정도이므로 거칠어진 위벽을 치료해 주는 것 같다.

4) 민들레 생잎 껌

민들레는 만능 가정 약으로 옛날부터 사용되어져 왔다. 꽃이 피기 전의 것이 약효가 좋다. 이 민들레로 위약을 치유하려면 깨끗하게 씻은 민들레 생잎을 껌처럼 씹어 먹는 것이다. 쓴맛이 나지만 익숙해지면 맛있다. 연용하면 나날이 위장이 좋아진다.

기타 효용 : 뿌리째 바짝 끓인 액체가 간장에도 좋고, 씻어 먹으면 위장병 이외에, 담즙 촉진, 최음, 천식, 치질, 변비, 해열 등 다방면에 효용이 있다.

5) 민들레 뿌리 달임

막 꽃이 필 것 같은 민들레의 뿌리를 캐내서 깨끗이 씻은 다음, 먼저 가늘게 자른다. 햇볕에 3일 정도 말려, 약한 불에서 태우지 않도록 주의하면서 볶는다. 이렇게 해서 만든 민들레 뿌리 한 줌에 5컵 분량의 물을 넣고 20분쯤 끓여, 그 달인 물을 복용하면 위를 튼튼하게 하는 데 대단한 효과가 있다 (10장 13을 참조).

6) 자소 분말

자소 잎은 소화를 촉진하고 건위제로서의 역할도 한다. 식중독의 예방적 역할도 하므로 이것을 분말로 해서 밥에 뿌려서 먹기만 해도 튼튼한 위가 된다. 그늘에서 말린 잎은 절구로 빻아도 좋고 믹서로 분말을 만들어도 좋다. 여기에 약간의 굵은 소금을 섞으면 아이들도 좋아하는 조미료가 된다. 소금을 섞지 말고 식후에 반 스푼씩 복용하면 그 이상 좋은 방법도 없다. 이렇게 하기가 귀찮으면 매실조림의 자소를 매실조림 속에서 꺼내 잘게 썰어 밥에 얹어 먹어도 효과는 같다(3장 56, 5장 8과 16, 6장13과 46을 참조).

7) 감탕나무 끓임

감탕나무의 잎이나 가지를 주전자 등에 넣어 보리차와 같은 색깔이 날 때까지 바짝 끓인다. 이것을 하루에 3회 차 마시듯 마신다. 이것이 또 맥주와 같은 맛도 나므로 차게 해서 마시면 어떨까 싶다. 위가 시원해지는 데에는 변함이 없다.

8) 민물 게를 넣은 자주쓴풀 끓임

노이로제, 정력 감퇴, 식욕 부진, 위장병에는 민물 게를 넣은 자주쓴풀 달인 물이 효용이 있다. 물이 있는 골짜기에 가면 어디서나 잡을 수 있고 시중에서도 쉽게 살 수 있는 민물 게를 산 채로 술에 1시간 정도 담가 두었다가 자주쓴풀을 끓인 액체 속에 술과 함께 쏟아 부어, 다시 약한 불로 한나절 정도 계속 끓이는 것이다. 이 민물 게는 통째로 아삭아삭 먹는데, 목구멍을 통과할 때 맛볼 수 있는 맛이 뇌 중추에 자극을 주어, 각 장기의 활동을 촉진한다. 전신에 활기가 넘치는 것은 그 때문이며 민물 게의 칼슘효과가 불쾌 증상을 일소해 주는 것이다. 물론 그 쓴맛은 자주쓴풀의 성분, 스벨치아마린 때문이다. 이것은 위장병에 직접 작용하는 면과 정신 안정 작용으로 위가 거칠어지는 것을 누르는 면이 있어 강장약로서의 효과도 발휘하는 것이다. 하루 한 마리씩 먹으면 효과는 틀림없다. 자주쓴풀은 산에서도 채취할 수 있으나 한약방에서도 쉽게 입수할 수 있으므로, 시험할 가치는 충분하다(2장 87, 6장 15를 참조).

기타 효용 : 강정(强精)에 좋으므로 자주쓴풀 액을 마시는 사람이 많은데 그 쓴맛은 보통이 아니므로 일반인에게는 무리이다. 오히려 민물 게를 넣어 자주쓴풀을 끓이는 것이 맛도 즐길 수 있다. 또 암을 억제하는 데도 효과가 있다고 주장하는 사람도 있다.

9) 금잔화의 생잎

금잔화는 초여름부터 가을까지 즐길 수 있는 꽃이다. 매일 꽃이 피고 지므로 인기가 높은데, 인도의 고대의학에서는 암의 특효약이라고 인정하고 있다. 꽃, 잎, 줄기를 말려 그것을 달인 즙을 마시는데 위 점막이 헐어 쓰린 것을 치료하는 효과를 기대한 것이겠으나 암까지는 어떨는지…. 그렇다고 너무 심각하게 생각하지 말고, 위를 위해 홍차나 수프에 핑크색 꽃을 띄워보면 어떨까. 그렇게 하면 스트레스 따위로 콕콕 찌르는 것처럼 아픈 위도 나아버린다. 이것은 동인도회사의 백인 침략자들의 우아한 풍습이기도 했다(제5장 27을 참조).

10) 우려낸 자주쓴풀의 물

자주쓴풀을 달인 물은 쓴맛이 강해서 여간해서는 마시기가 어렵지만, 뿌리째 말린 자주쓴풀 두 포기를 통째로 뜨거운 물을 넣은 찻종에 담가, 이것을 젓가락으로 흔들어 식후에 마시면 그렇게 쓴맛을 맛보지 않아도 되고, 위장병에 직접 작용해서 효과가 있다. 한 달쯤 계속하면 위가 가벼워져 식욕도 왕성해질 것이다. 과식해서 위가 더부룩할 때도 이것을 복용하면 편해진다. 아이들이 복용할 때는 설탕을 조금 넣어 먹기 쉽게 한다. 다만, 공복 시에 복용하는 건 되도록이면 피하는 것이 좋다. 위에 부담이 되는 경우가 있기 때문이다.

11) 자주쓴풀 쪄서 구운 것

그늘에서 말린 자주쓴풀을 질그릇 따위에 넣어 뚜껑을 덮은 다음 약한 가스 불에서 찌듯이 굽는다. 3시간 쯤 지나서 뚜껑 사이로부터 연기가 나오지 않게 되면 불에서 내려놓고 검게 탄 자주쓴풀을 절구에서 분말로 갈아 하루에 3회, 반 스푼 정도씩 복용하면 좋을 것이다. 보관이 가능하므로 병에 넣어,

냉암소에 두고 가정 약으로 이용한다.

12) 방아풀 달인 물

연보라빛 작은 꽃이 피는 가련한 잡초지만, 위경련이나 복통에는 절대적인 효과를 나타내므로 가정에서 민간구급약의 하나로 상비해 둔다. 잎, 줄기, 꽃, 뿌리의 어떤 부분이라도 좋으며 효력에는 변함이 없다. 이것을 그늘에 말려서 처음에 부었던 물이 반으로 줄 때까지 바짝 끓여서 보존해두면 절박한 경우의 위통이나 위경련에 도움이 되고, 평소에 위가 약한 사람은 하루에 3회 차 대신으로 복용하면 위가 튼튼해진다. 다만 위경련이 여러 번 계속될 때는 의사와 상의하여 원인을 철저하게 규명해서 거기에 맞는 치료 방법을 찾아 근본적인 처치를 하는 게 중요하다.

13) 광나무 엿

위궤양은 스트레스로 일어난다. 뭔가를 생각하고 있을 때 위가 콕콕 쑤시는 것처럼 아프기 시작하는 것은 위궤양의 전조이며, 또는 공복 시의 속쓰림도 그렇다. 감자즙의 효과도 잘 알려져 있지만, 울타리에도 잘 사용되는 식물로 위궤양에 효과가 있는 것은 광나무이다. 비쭈기나무와 많이 닮았는데, 열매는 쥐똥처럼 생겼다. 잎이나 열매는 껌처럼 씹어 그 즙을 먹으면 강정과 미용에 좋기 때문에 고대로부터 여성에게도 친숙했다. 이런 광나무가 위장병을 해소하는 데 도움이 되는 것이다.

위에 트러블이 생기면 혀에 백태가 낀다. 입 냄새는 이것이 원인인 경우도 있으므로, 위의 트러블을 고치면 혀에 백태가 끼는 원인도 해소된다. 그래서 광나무의 잎이나 열매를 하루에 한 번 씹는 것이다. 이것을 10일쯤 계속하면, 그만큼 혀의 백태도 없어진다. 그러나 구취의 근원인 위를 치료하기 위해서는 열매든 잎이든 장시간에 걸쳐서 끓여 엿처럼 끈적끈적해진 상태의 것을 먹는 것이다. 그렇게 하면 위의 트러블도 없어지고, 위궤양으로 고생하고 있는 사람도 그 효과에 놀랄 것이다. 나았다고 생각될지라도 만일을 위해서 잠시 동안은 계속한다. 생잎이나 열매를 씹는 것과 함께 복용하면 완벽하다.

14) 광나무 열매를 달인 물

덜 익은 열매를 따서 그늘에 말린다. 그것 한 줌을 5컵의 물에 넣어 바짝 끓여 반이 되면 불에서 내려놓고 사용한다. 잠시 후엔 위가 시원해지고 다소의 아픔도 사라질 것이다.

15) 풍년화를 달인 물

풍년화의 잎을 잘 끓여서 하루에 3회 복용하게 되면 출혈이 있는 위궤양에 효과가 있다. 그 뒤에는 감자즙(1장 51, 2장 2를 참조)으로 완벽을 기한다.

16) 매실잼

매실은 과육이 두껍고 큰 것을 고른다. 매실 1kg과 벌꿀 800g을 준비한다. 그런 다음 매실이 잠길 듯 말 듯하게 물을 넣고 푹 삶는다. 젓가락으로 매실을 눌러봐서 씨가 바로 빠질 정도가 되면, 매실을 소쿠리에 건져 가는 체로 거른다. 물론 씨는 여기서 불필요하므로 따로 말려서 감기약의 재료로 사용한다. 다음에 가는 체로 거른 매실에 벌꿀을 넣은 다음 잼 상태로 굳어질 때까지 바짝 조린다. 이렇게 해서 만들어진 매실잼은, 아직 따뜻할 때 자비소독(煮沸消毒)한 병에 넣어, 냉장고에 넣어 보관한다. 빵에 발라 먹어도 좋고, 간식 때 먹으면 위장병 일체, 복통 등의 괴로움은 어느 사이에 없어져 버린다.

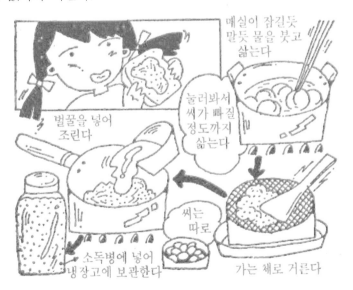

매실이 잠길듯 말듯 물을 붓고 삶는다

눌러봐서 씨가 빠질 정도까지 삶는다

벌꿀을 넣어 조린다

씨는 따로

소독병에 넣어 냉장고에 보관한다

가는 체로 거른다

17) 매실차

마른 매실 20개, 물 1.8리터 엽차 잎 3스푼을 바닥이 넓고 평평한 냄비에다 넣어서 30분~1시간쯤 약한 불로 걸쭉하게 끓인다. 이것을 매일 식전, 식후 차 대신으로 마신다. 뜨겁게 하건 차게 하건 효과에는 변함이 없다. 위약, 구역질, 식욕부진, 소화불량에 가장 적합한 음료이다. 남은 것은 병에 넣어 냉장고에 보존하되 오래 두지 않는 것이 좋다.

기타 효용 : 여름을 타거나 식욕이 없을 때 효과가 있다.

18) 조반 전의 벌꿀

아침에 일어나는 대로 곧장 벌꿀을 1스푼 먹은 다음 일체 수분은 삼간다. 그렇게 1시간 이상 지난 후에 아침 식사를 든다. 이렇게 하면 위염은 곧 낫는다. 다만 아침 식사를 제시간에 제대로 하기 위해서는 일찍 일어나야 하는데, 이런 기회에 일찍 일어나고 일찍 자는 것을 습관화하는 것도 건강을 위해서 바람직한 일이다(5장 7, 6장 49, 9장 5, 11장 24를 참조).

19) 대추술

대추술의 강정 효과는 옛날부터 알려져 있었다. 중국 동북부에 가까운 소련 영토에는 '대추는 어린아이가 밤에 우는 것을 고치고 여자를 밤에 울게 만든다'고 하는 말이 남아 있을 정도이므로, 진정과 강장의 양면의 효과가 있다는 걸 이 한 마디의 말로 알 수 있다. 이 진정(鎭靜) 작용이 위장에도 작용해서 위경련을 치유하는 역할도 한다. 위경련은 복부의 다양한 트러블을 일으키는 증상의 이름으로, 특정한 병명은 아니다. 위경련이 격렬하게 자주 일어나면 의사에게 상의하여야 하지만 그렇지 않고 드물게 일어난다면 대추술로 즉시 완치할 수가 있다.

대추술은 다른 약용주와 달라 그 훌륭한 맛은 다른 것과 비교할 수가 없다. 그래서 그만 과음해 버리는 경우가 있는데, 그때 코피가 나기도 하므로 주의하여야 한다. 대추술은 대추와 술의 비율을 1:3의 비율로 병에 넣어서 만든다. 장기간의 보존을 생각해서 얼음설탕을 넣지 않는다. 그리고 냉암소에서 2~3개월 둔다. 단맛을 내고 싶으면 설탕을 마실 때 넣거나, 완전히 익은 것을 다른 용기로 옮길 때 넣으면 좋을 것이다. 하루의 복용량은 1~2스푼. 앞에서도 기술한 것처럼 위경련에는 즉효이다. 약한 위를 고치고 성욕과 식욕도 왕성해진다 (6장 8을 참조).

기타 효용 : 체력회복, 히스테리, 노이로제, 불면증, 신경증에도 효과가 있다.

20) 목이버섯

똑같은 버섯이면서도 표고버섯만이 각광을 받고 있으나 목이버섯의 효용도 상당한 편이다. 수프, 삶은 것, 볶은 것, 샐러드 등 여러 가지 요리에 활용할 수 있으며 위궤양이나 치질의 출혈을 고치는 식물성 아교질도 함유하고 있다. 이것이 또 아름다운 피부를 만드는 작용을 해 위병이 있는 사람뿐만 아니라 모든 여성이 애용해야 할 건강식품이다(2장 66을 참조).

기타 효용 : 태국, 중국에서는 보정(補精), 보혈(補血), 산전 산후의 빈혈 치료나 강정제로서 사용되고 있다.

21) 부추 참깨 무침

잘 먹고, 잘 자고, 정력이 있고, 변을 잘 보는 이 4가지가 갖춰지면 이 세상을 쾌적하게 지낼 수가 있을 것이다. 부추를 데쳐서 참깨 등을 넣어 무쳐 먹는 것도 그렇게 살기 위한 하나의 지름길이라고 말할 수 있겠다. 부추는 일명 기양초(起陽草)로서 최음 효과가 큰 식품이다. 위궤양에는 좀 강한 듯하지만, 욕지기가 나거나, 위가 무겁거나, 위가 약한 경우 등에는 약으로서 효용이 있고 그 결과 식욕이 증진된다.

유화아릴의 독특한 향기가 신경을 진정하고, 카로틴, 비타민B_1, 비타민B_2의 작용이 전신을 활기차게 하므로 그 상승효과는 측정할 수가 없다. 참깨는 천연 비타민E의 보고이다. 리놀산도 듬뿍 들어 있어서 혈관까지 강화시켜 줄 뿐만 아니라 부족하기 쉬운 칼슘까지 함유하고 있어 더없는 건강식품이다. 이 참깨 부추 무침은 우리들이 흔히 먹는 음식이면서도 그 약효는 다른 것 못지않다.

기타 효용 : 빈혈, 허약 체질, 냉증 등에도 훌륭한 효과를 발휘한다.

22) 종유석과 오징어의 석회

종유동굴의 천정에 매달린 종유석은 천연의 탄산석회로서

이것을 빻아서 먹으면 위궤양에 효과가 있다. 그 늘어진 젖 같은 돌의 기저부분(基底部分)이 가장 좋다. 그러나 천연기념 물로 보호를 받고 있는 장소에서는 당연히 채취가 불가능하 다. 만일 이것에 관심이 있으면 그것을 어떻게 구할 수 있는지 한약방에 문의해 볼 것.

다음에는 오징어의 석회이다. 위궤양에는 이 오징어의 석회가 발군의 효과를 나타낸다. 오징 어를 이용할 때 오징어의 석회는 대부분 버리게 되는데, 버리지 말고 말려 두었다가 쓸 때는 깎아서 쓴다. 깎 아 쓰는 부분은 뼈가 융기한 부드러운 부분, 한 마리의 뼈를 5일 동안의 복용량으로 하는 것이 기준이다. 그렇게 해서 어 느 정도 복용이 끝날 무렵에는 피를 토하던 사람도 회복돼 가 고 있다는 것을 명확히 알 수 있게 될 것이다.

23) 새우 등딱지와 치자 열매

위궤양 치료를 위해 전해 내려오는 방법으로 새우의 등딱지 와 치자나무 열매를 질그릇에 넣어 검게 쪄서 구운 것이다. 다시 말하면 새우의 등딱지와 치자나무 열매를 질그릇에 담아 약한 불로 천천히 쪄서 구운 것이다. 다음에 분말을 만들어 하루에 3회, 한 스푼씩을 기원하듯이 복용하면 점점 완치되어 간다고 한다.

검게 구운 것은 그 재료가 무엇이든 간에 단순한 숯덩이에 불과하다고 주장하는 학자도 있었으나 가열함으로써 귀중한 유기물이 생기는 일도 있는 것이다. 그렇지 않다면 민간요법의 상당한 부분이 미신으로서 파묻혀 버려지는 것이 아닐까. 이런 방법으로 병이 치료되고 있다는 현실을 주시해서 재검토할 필요가 있다.

24) 이질풀 달인 물

이질풀의 잎은 깊은 톱니 형태이며 키는 40cm 정도이다. 여름에는 흰색 또는 붉은 보라색의 꽃이 피고, 양지바른 산야에 넓게 번식한다. 이것을 8~9월에 채취해서 그늘에 말린다. 이것을 물이 절반 정도로 줄어들 때까지 바짝 끓여 하루에 3회, 식사 때마다 한 컵씩 물 대신으로 마시면 복통이나 위경련, 메슥거리거나 트릿한 증세, 그리고 변비 등이 낫는다(2장 57을 참조).

기타 효용 : 변비와 설사, 각기병에도 효과가 있다.

25) 즉석 이질풀 끓인 물

그늘에 말린 이질풀을 뜨거운 물에 크게 한 줌 쥐어 넣고 강한 불로 2분쯤 펄펄 끓여서 그 물만을 다른 사기그릇에 옮겨 넣어 이것을 마신다. 남은 이질풀은 다시 한 번 5분쯤 끓여 이것을 건강 음료로 이용하면 낭비하는 것 없이 다 사용할 수가 있다.

26) 벚나무 내피와 황벽나무 달인 물

벚나무의 내피와 황벽나무는 옛날에는 많은 지방의 상비약이었다. 벚나무의 속껍질을 말려서 바짝 끓여서 복용하면 설사를 멎게 하는 데도 좋다는 것은 감기에서 기술했다(1장 60을 참조).

속껍질이 노란 황벽나무는 위경련 등의 극심한 위장염에는 진하게 달인 액체 5g쯤을 하루 3회로 나누어 복용하면 완쾌될 만큼 강력한 효과가 있는 것이다. 그래서 이 벚나무와 황벽나무 두 가지를 진하게 바짝 끓여 놓으면 위의 트러블 해소에는 결정타가 되는 약이 될 것이다. 세균성의 장염도 고치는 벨베린의 작용도 절대적이므로 가정에서 꼭 상비약으로 갖췄으면 하는 약이다.

기타 효용 : 혈관 노화 방지나 숙취에 효과가 있다. 구내염이나 혀가 진무를 때 액체를 엷게 희석시켜 양치질을 하는 데 사용할 수 있다. 황벽나무의 액체뿐일 때는 이것을 소맥분과 합쳐 초로 개면 타박상의 찜질용으로 사용할 수 있다. 또 류머티즘이나 어깨가 뻐근한 데 잘 듣는다. 피부병에도 응용할 수 있고, 무좀에서부터 살이 쓸릴 때, 기계충, 완선(頑癬) 등에도 효과가 있다.

27) 쥐참외 뿌리를 달인 물

쥐참외의 뿌리는 가을에 잎이나 열매가 노란색이 된 것을 파내서 그늘에 말려 둔다. 이 열매는 열이나 부종을 없애는 데 효과가 있는 것 이외에 여성의 치질, 살갗이 튼 데도 좋은 것은 앞(1장 67참조)에도 기술한 바와 같으나, 그 뿌리는 위병에도 놀라운 효과를 발휘한다. 위궤양의 말기 증상에서도 이 바짝 달인 액체를 1개월 동안, 하루 3회 계속 복용함으로써 완치된 사람이 많다.

28) 불수감(佛手柑)나무 달인 물

화학 약품을 연용해서 뼈 속까지 불순물이 박혀 있는 사람에게 잠을 깨워 주는 위장약이라고 말할 수 있다(1장 2, 2장 92를 참조).

29) 주아(珠芽)를 갈아 만든 즙

만추(晩秋)가 되어 하이킹을 갔을 때 조금만 주의를 기울이며 걸으면 참마의 열매 주아를 채취할 수 있다. 이 주아는 볶거나 삶아도 맛이 있는데 술을 마시는 사람에게 안성맞춤의 건위 식품이다. 그것은 이 주아에 함유되어 있는 그루크론산이 간장 해독에 작용하기 때문이다. 잡초와 같이 덩굴이 무성한 참마는 잎이 시들면 그 밑에 많은 열매가 매달려 있는데, 이것을 채집해 와서 마당에 묻어두면 다음부터는 매년 집에서도 쉽게 채집할 수 있게 된다. 위가 거칠어지거나 위궤양으로 고통을 받는 사람에게는 이 주아를 으깨어 그 생즙을 마시게 한다. 하루에 3회 한 스푼씩 계속해서 복용하게 되면 의외로 빨리 효과가 나타날 것이다. 곳에 따라서는 이 즙을 소맥분에 개어 붙여서 요통이나 어깨가 뻐근할 때의 치료 방법으로 사용한다.

그러나 이런 치료법보다는 위병을 치료하는 것으로 이용하는 게 일반적인 경향이다. 그것은 위액분비를 정상화시켜 주는 바로틴 효용이 이 주아에 있기 때문이다. 곰은 동면에 들어가기 전에 모든 음식물을 먹은 다음에 이 주아를 먹는 일을 잊지 않는다고 한다. 위가 체한 듯 트릿한 증상을 편하게 하려는, 자연 속 곰의 지혜랄까.

기타 효용 : 중풍의 예방에도 활용되고 있다.

30) 참마 분말

참마는 멕시코에서는 신약(神藥)이라고 하며, 자양강장제로 활용되고 있다. 참마에는 디아스타제가 많아, 이것이 소화를 도와주는 작용을 한다.

위장을 위해서는 이것을 강판에 갈아 건조시켜 처음 3일간은 하루에 5회, 1회에 반 스푼씩 먹고, 그 이후로는 하루에 3회, 역시 반 스푼씩을 복용한다. 그것을 복용하고 있는 동안에 자기도 느낄 수 있을 정도로 위의 증상이 좋아져 가는 것을 깨닫게 될 것이다.

31) 생강을 바짝 달인 물

생강은 한방에서는 훌륭한 위장약이나, 소화제로 쓰이고 있다. 이 생강을 50g 정도 잘게 썰어, 물이 반으로 줄어들 만큼 끓인다. 그리고 그것을 마시는 것이다. 이 분량은 하루 3회, 3일분 정도의 양으로 생각하면 된다. 한 번 끓였던 것을 다시 한 번 끓여 마셔도 괜찮다.

32) 산초나무 달인 물

향기가 좋을 뿐만 아니라 먹으면 식욕을 촉진시키므로 생선을 끓이거나 국을 끓일 때 그 잎을 사용하기도 한다. 다시마와 함께 삶는 데에 이용되며 열매만을 삶아도 맛있고 술안주에도 좋다. 이 산초나무에는 위의 조직을 긴장시키는 작용이 있다. 그래서 위장이 약한 사람은 말린 산초나무 열매에 물을 붓고, 그 물이 절반 정도가 될 때까지 끓여 놓는다. 그것을 하루에 스푼 가득히 2, 3회씩 복용한다. 계속 복용하고 있는 사이에 약했던 위가 튼튼한 위로 탈바꿈해 있을 것이다 (6장 1, 9장 1을 참조).

33) 파래와 양배추의 즙

파래에는 항 궤양성 비타민U가 양배추 잎의 60배 이상이나 있다. 한편 양배추의 겉잎에는 비타민U 이외에, 궤양이 있는 부분을 수복(修復) 재생하는 데 필요한 칼슘이 많이 함유되어 있다. 그래서 양배추의 주스를 만들어 여기에 파래가루를 뿌려 넣어 하루 한두 컵씩 2~3회 마시면 효과가 있다. 또 파래만을 가루로 만들어 밥에 뿌려서 먹는 습관을 갖는 것도, 튼튼한 위를 만들기 위해서 명심해 두면 좋을 것이다.

34) 알로에 잘게 썬 것

먼저 알로에의 잎을 3cm 정도의 길이로 잘라 잎사귀 가장자리의 톱니 모양의 들쭉날쭉한 부분을 식칼로 긁어낸다. 다음에 잘게 썰어 설탕을 묻혀 그대고 물과 함께 복용한다. 그렇게 하면 변비가 낫고, 위장의 작용이 정상화되어 더부룩하던 위가 시원해지고, 만성위염도 낫게 될 것이다. 알로에가 '약 선인장'이라고 불리어지는 이유는 그 효과가 높기 때문이며, 1장에서도 기술한 것처럼 알로에는 공인되고 있는 설사약이기도 하다. 한 가지 과용해서 오히려 설사로 곤란을 겪지 않도록 해야 한다(1장 80, 2장 59, 4장 15, 5장 23을 참조).

35) 해바라기꽃 달인 물

해바라기는 미국이 원산으로 멕시코사람들이 대단히 좋아하는 식물 중의 하나이다. 아즈텍 문명은 해바라기와 함께 융성했었다. 아마도 약용으로서 해바라기를 잘 이용하지 않았을까 싶다. 인, 철분, 단백질, 나트륨, 칼륨, 그리고 각종 비타민류의 함유 농도가 뛰어나, 위를 건강하게 하면서 전신에 활력을 준다는 것이 후세에 입증되었다. 이로써 선인의 지혜는 어떠했는지 짐작할 수 있지 않겠는가(1장 34를 참조).

36) 정향나무 분말

카레요리는 더운 여름철에 어울리는 건강식일 뿐만 아니라 추울 때에는 몸을 따뜻하게 해주는 데 더할 나위 없는 음식이다. 간편하면서도 건위, 식욕증진에 이처럼 즉효성이 있는 요리도 드물 것이다. 여기에 다시 정향나무 향을 넣으면 금상첨화격이다. 클로우브는 정향나무의 꽃봉오리를 말린 것으로 훌륭한 방향성(芳香性)이 있다. 위를 강하게 하고 피로해진 신경에 적당한 자극을 주기 때문에 그 분말은 아프리카 산지발섬 사람들이나 인도인에게 오랫동안 미약으로서 알려져 왔었다. 이 클로우브는 카레뿐만 아니라 감자의 볶음요리에 뿌려서 먹어도 맛이 있다. 채친 감자를 볶고 나서 불을 끈 상태에서 그것을 뿌리는 것이다. 날마다 카레만을 먹을 수는 없겠지만, 이 감자 요리라면 3~4일은 다른 것과 함께 곁들일 수 있다. 이렇게 하는 동안에 위의 고통은 해결될 것이다.

기타 효용 : 성욕 감퇴의 회복에 대단히 효과가 있다.

37) 벚나무 꽃봉오리

벚나무의 본고장인 일본 니이가다에서는 그 꽃봉오리를 하룻밤 절였다가 먹는다. 다른 야채를 절이는 방법처럼 소금을 고루 잘 뿌려 절인다. 꽃봉오리가 달린 줄기까지 함께 절이는 것이다. 그 꽃봉오리 절임은 변색되기 쉬우므로 매실초를 사용하도록 한다. 절이는 데 좋은 시기는 그 벚꽃이 개화하기 전인 6월경이다. 하반신의 냉증이나 설사를 치료하고, 위염에도 적절하기 때문에 트러블이 생기면 그것을 복용한다. 벚꽃봉오리를 채취해서 그대로 보존할 때는 그늘에 말려서 둔다. 그리고 일단 유사시는 화두부를 아래로 하여 찻종에 넣어 뜨거운 물을 부으면 위염에 좋은 물약이 된다.

기타 효용 : 강정, 간장 강화에 좋다.

38) 참소리쟁이 달인 물

그늘에 말린 것을 뜨거운 물이 반 정도가 될 때까지 끓여 하루에 한두 컵 정도를 마시면 위궤양의 아픔도 없어지고 구역질이 나던 것도 멈춘다. 물론, 병의 증상이나 체력 등을 고려해서 그 양을 조절한다. 이 참소리쟁이는 버들과의 잡초로서 습지대에 군생한다. 봄에 돋아나는 새싹은 투명하고 미끈미끈한 막을 덮어 쓴 산나물 중의 진미로 강장식이기도 하다. 맨 먼저 미지근한 물에 담가서 떫은맛을 내는 미끈미끈한 것을 없애는 일을 잊지 않도록 한다.

강장식이라고 하는 것은 망상에 지나지 않는다고 주장하는 의사도 있으나, 실제로 새싹을 끓인 즙으로 위암이 나았고 성적으로도 젊어졌다고 기뻐하는 사람도 있는 것으로 보아 한낱 망상에 지나지 않는다고 간단하게 처리해 버릴 수도 없을 것이다. 뿌리도 함께 달여 먹으면, 변비에도 듣는다. 날것으로는 너무 자극이 강하므로, 햇볕에 잘 말려서 사용한다. 중국에서는 '양의 발굽'이라고 해서 만성 변비에 곧잘 이용되고 있어, 특효약으로서의 라벨도 붙어 있다(5장 3을 참조).

기타 효용 : 치질에는 복용과 세청(洗淸)의 양쪽으로 이것을 사용하면 특효가 있다. 백선(白癬)이나 완선(頑癬)에는 환부에 바른다. 아주 진한 액에다 초를 조금만 섞어서 쓰면 무좀이나 기계충에도 효과가 있다. 다만 음낭 점막에는 두껍게 바르면 절대 안 된다. 짓무르기 때문이다.

39) 질경이 달인 물

질경이의 효과는 거의 전천후라고 할 만큼 다양하다. 위장병, 간장병, 천식, 강장, 심장병, 이뇨, 종기, 몸이 여위었을 때 등. 위암의 예방책으로 계속 복용하고 있다는 사람도 있고 혈압의 안정을 위해서도 좋다는 사람도 있다. 초여름까지의 어린잎을 물로 깨끗이 씻은 다음에 햇볕에 말린다. 그 후에는 앞에서의 방법과 같은 식으로 끓여서 마신다. 그렇게 하면 위액의 분비가 증가되고 쾌조를 이룰 것이다. 혈액도 정화되어 위가 건강해지고, 더해서 정신까지 맑아진다(1장 48과 75, 2장 85를 참조).

기타 효용 : 치질에는 진액을 계속 바르면 낫는다.

40) 선인장의 즙

원산지 멕시코에서는 '의사나무'라고 불리어지고 있는 이 선인장을 강판에 갈아 즙을 내어 한 스푼 마시는 것만으로 구역질이 따르는 위통에 효과가 있다. 하루 3회, 식후에 마시는 것을 2~3일 계속하면 위염에 효과가 있다. 강판에 가는 게 번거로우면 그대로 씹어서 먹어도 좋지만 가시에 주의해야 한다. 많은 종류의 선인장 중에는 환각증상을 일으키는 것도 있음에 유념해야 한다(3장 40, 4장 38, 7장 1을 참조).

기타 효용 : 심장병, 천식의 묘약, 각기병 등에도 효과가 있다.

41) 쑥 주스

쑥에는 세스키텔펜 등의 정유나 타닌, 칼륨염 등의 미네랄이 함유되어 있어 소염, 지혈, 해열, 이뇨, 보온 등의 효과가 기대되는 유익한 식물인 것이다. 그런 것들이 복합적으로 작용하여 손상된 위를 치료하고 건위도 유지한다. 어린잎일 무렵에는 주스로 만들고, 그 이후에 자라서 잎이 억세진 것은 말려서 물의 양이 반이 될 정도로 끓여서 사용하면 같은 효과를 기대할 수가 있다. 또 쑥은 모든 병의 지혈제로서 이제껏 사용되어 왔었고 앞으로도 애용될, 우리들에게 있어서는 불가결한 식물이라고 말해도 좋을 것이다(1장 54, 3장 14를 참조).

42) 명아주 나물

위장의 기능을 강화하고 소화력을 높이는 작용을 하는 것이 명아주이다. 어린 싹을 데쳐 먹으면 놀랄 만큼 빨리 효과가 나타난다. 주스로 만들어 먹을 때는 하루 한 컵 정도로 충분하다. 2~3일 계속해 보면 위가 시원하게 느껴질 것이다.

43) 졸참나무와 상수리나무 달인 물

졸참나무와 상수리나무의 생목 10 cm 정도를 2리터의 물로 푹 삶는다. 그 즙을 찻종으로 하루에 한 잔씩 마시면 타닌산이 작용해서 위가 약한 사람에게 도움이 된다.

44) 석결명(石決明)차의 병용 요법

위가 묵직하거나, 위궤양 기미가 있을 때, 다음 3가지의 방법을 병용하면 확실하게 낫는다.

① 차가운 물에 적신 수건을 꼭 짜서, 위의 주위를 마사지한다.

② 그늘에서 말린 석결명에 1.8리터의 물을 넣고 약한 불로 그 물이 반으로 줄 때까지 끓여 이것을 1회에 3스푼, 매일 차 대신 마신다.

③ 배꼽의 구멍이 감추어질 만큼 굵은 소금을 채우고(물을 조금 묻히면 하기 쉬워진다) 그 위에 콩알 정도 크기의 뜸을 뜬다.

이 세 가지 방법을 며칠간 계속하면 완치된다.

기타 효용 : 석결명은 안트라키논 유도체나 네포진을 함유하며, 완하제(緩下劑)로서도 이용되고 있고 변비 증상의 사람에게도 효과가 있다.

45) 갯방풍 달인 물

갯방풍은 미나리과의 다년초로 그 어린잎에는 향기가 있다. 이것은 생으로 먹든 끓여서 액체로 마시든 건위, 간장의 묘약이며, 게다가 생으로 먹을 때는 회에 곁들이는 야채의 대신이 되기도 한다(1장 78을 참조).

기타 효용 : 두통에도 잘 듣는다. 생잎을 씹으면 배멀미, 차멀미 등에도 좋다. 어부들은 과음한 다음날의 출어 때 반드시 이것을 가지고 간다고 한다.

46) 봉선화 달인 물

생선 등에 의한 식중독 증세가 있을 때는 봉선화를 달인 액체를 마시면 낫는다. 봉선화를 달이는 방법은 봉선화의 꽃, 줄기, 잎을 잘게 썰어 세 손가락으로 집은 분량에 한 컵 정도의 물을 넣어 달인다. 보관할 때는 봉선화를 그늘에 말려 두었다가 필요할 때마다 달여 먹으면 된다(9장 25를 참조).

설사, 변비, 복통, 치질 등과 충수염(맹장염)의 응급처치

변비는 만성적인 게 대부분이나, 설사나 충수염 등 돌발적으로 고통을 주는 증상의 병에는 누구든지 당황하게 된다. 그 괴로움은 아파본 경험이 있는 사람만이 알 수 있지만, 그럴 때 급히 약국이나 병원으로 달려가는 것보다 주변에서 손쉬운 재료로 고칠 수 있으면 다행스러울 뿐만 아니라, 병원에 가기 전까지의 응급조치로써 고려했으면 한다.

▷ 설사, 복통, 변비, 치질 등의 경우

47) 강낭콩 잎을 끓인 국물

강낭콩을 세계에서 최초로 먹은 사람은 석가모니라는 기록이 남아 있다. 이 콩의 분말을 벌꿀에 개어 먹은 것이 그것이다. 그것은 단식 후에 처음 접하는 음식으로서 약해진 몸에 무리가 없고, 게다가 특이할 정도로 강장효과를 나타내는 것이 강낭콩이기 때문이다. 석가모니께서는 그것을 아시고 계셨던 것이다. 게다가 그 콩잎이 위장약이 된다. 그것도 잎을 넣어 끓이기만 하면 된다. 이 끓인 국물을 반 컵이나 한 컵쯤 마시면 위나 장이 말끔해지고, 지사(止瀉) 효과를 상당히 발휘한다. 게다가 상쾌해져 정신 안정에도 도움이 되고, 그 결과, 위에도 활력을 주게 된다. 강낭콩은 대두나 팥과 함께 초건강식으로 인, 철, 나트륨, 칼슘, 비타민B 군의 함유량이 뛰어나다. 독소 배출의 효력도 상당히 있으므로 불교의학에서 약용식물로 인지했던 것도 당연했던 것 같다.

48) 실국수

여름을 타는 사람에게는 자주 신경성 설사가 일어난다.

그럴 때는 실국수를 훌훌 들이마시면 깨끗이 멎는다.

49) 볶은 땅콩

볶은 소금을 헝겊에 싸서 배꼽 바로 밑에 감아 하복부를 따뜻하게 하고, 볶은 땅콩을 껍질째 잘 씹어 먹으면 설사나 복통은 낫는다. 10개쯤 먹으면 충분하다.

50) 땅콩 초절임

생 땅콩의 초절임은 어떤 드링크제와 비교해 봐도 결코 뒤떨어지지는 않을 것이다. 땅콩의 아스파라긴산, 알기닌, 글루타민산 함유량이 강정식의 깨나 호도보다 훨씬 뛰어나 몸에 활력을 주고, 내장의 활동을 활발하게 하는 효력은 여느 드링크제 이상이다. 이 땅콩을 순수한 쌀초에 10일쯤 껍질째 담가두었다가 초와 함께 떠먹는 것이다. 순 쌀로 만든 질이 좋은 초를 사용하면 몸에 좋은 것이니 혈액을 정화하고, 구연산 사이클(11장 22를 참조)이라고 불리어지는 내장을 건강하게 해주는 시스템을 활성화시키는 아미노산이 많이 함유되어 있기 때문이다. 합성초는 초와 같은 맛이 나는 약품을 사용하고 있기 때문에 몸에 필요한 아미노산이 함유되어 있지 않다. 그래서 순 쌀로 만든 초를 사용하는 것이다. 이것을 먹으면 변비의 괴로움으로부터 해방되고, 설사의 고통으로부터 피할 수 있을 뿐만 아니라, 체력 회복도 되어 스포츠맨에게 대단히 좋고, 신경도 진정시키므로 신경을 쓰는 일을 하는 사람에게도 아주 적당하다.

기타 효용 : 피로 회복, 정력 증강, 혈압 안정, 백발의 회복, 시력 회복, 당뇨병의 치료에 적합하다.

51) 매실 주스

행주로 한 개씩 잘 닦은 푸른 매실을 같은 분량의 설탕과 함께 입구가 넓은 병에 담근다. 이 때 설탕이 적으면 쓴 맛이 나기 때문에 각별히 주의해야 한다. 10일쯤 지나면 즙이 다 우러나온 매실이 위쪽으로 떠오른다. 이렇게 떠오른 매실은 전부 건져내고, 남은 매실 즙을 가제로 한 번 거른다. 그것을 병에 넣어 보관한다. 설사가 나거나 배가 아플 때, 한 스푼 정도씩 떠먹으면 좋다.

52) 매실 초

설사나 복통이 났을 때 한 스푼씩 먹으면 효과가 있다(1장 8, 2장 103을 참조).

53) 매실장아찌의 씨

매실장아찌를 만들고 나온 씨를 쪼개면 그 속에 살이 들어 있는데, 그 살을 먹으면 설사로 인한 복통에 효과가 있다. 물론 매실장아찌의 매실을 그대로 바로 먹어도 좋은데 신 것을 싫어하는 사람이면 뜨거운 물 속에 넣고 으깨어, 그것을 마시면 좋다(1장 63을 참조).

54) 볶은 소금 찜질

찬 곳에서 자서 배가 아플 때나 설사가 났을 때는 볶은 소금으로 찜질을 하는 것도 괜찮다. 굵은 소금을 약간 누르스름해질 때까지 프라이팬에서 볶아, 뜨거울 때 미리 준비한 면제 주머니에 넣는다. 이것을 환부에 대고 찜질을 하면 낫는다.

55) 단식법과 꿀물

설사가 날 때는 밥을 먹지 말고, 2~3순가락의 벌꿀을 컵 한 잔의 물에 타서 하루 한 번 마시면, 설사나 복통에 효과가 있다.

기타 효용 : 십이지장궤양에도 효과적이다(2장 18, 5장 7, 6장 49, 9장 5, 11장 24를 참조).

56) 이질풀과 황벽나무 달인 물

위가 약한 사람 중에는 기후 변화에 민감하고, 위통, 설사 등으로 고통을 받는 사람이 적지 않다. 그래서 당연히 남보다 일찍 여름을 타게 되는 것이다. 그래서 이질풀과 황벽나무를 물이 절반이 될 때까지 달여, 식후 3회에 물 대신으로 마신다. 4~7일 정도 지나면 꽤 심한 위장병이라도 효과가 있게 되고, 위가 더부룩하거나 메슥거림, 설사 등은 치유가 된다. 달일 때의 분량은 이질풀을 한 줌, 황벽나무 껍질의 안쪽의 누런 부분을 2cm 정도의 폭으로 10cm 길이의 것을 2~3개 (황벽나무에 대해서는 2장 26을 참조) 넣는다.

57) 이질풀을 달인 물

되도록 진한 액체를 마시면 변비에도 효과가 빨리 나타난다
(2장 24를 참조).

58) 솔잎 달인 물

솔잎에 물을 넣어 끓인 것을 마시거나 생엽을 씹으면 만성
위무력증이나, 통증을 수반한 위병 등에 효과적이다(1장 29,
3장 5를 참조).

59) 알로에의 생식

변비가 심할 때 알로에를 엄지손가락 정도로 잘라서 생으로
먹으면 설사 효과를 나타내어 쾌변을 볼 수 있다. 다만 치질
이 있는 사람, 임신 중인 사람, 생리 중인 사람은 복용을 피
해야 한다. 알로에는 통경제로서 사용되기도 하기 때문이다.

60) 삼백초(三白草) 달인 물

삼백초는 옛날부터 변비에 효용이 있다고 알려져 왔다. 흰
꽃이 피는 6월경에 채취해서 그늘에 말린 것
10~20g 정도를 처음 부은 물이 반 정도로 줄어
들 때까지 달여 물 대신에 마신다. 변비에 빠른 효과가
나타날 것이다(2장 104, 3장 23과 42와 64, 5장
25, 6장 27, 9장 18과 33을 참조).

기타 효용 : 치질, 고혈압, 신경통에도 효과가 있다.

61) 무청 주스

설사, 변비를 치유하는 방법 중에 무청 즙을 먹는 것도 포함된다. 한 개분의 잎을 즙으로 해서 하루 한 번, 5일 정도 계속해서 먹으면 만성의 설사나 변비에 효과가 나타날 것이다. 햇볕에서 말린 무청 역시 같은 효과가 있다. 밥에 찌거나 여러 형태의 반찬으로 이용하면 변비나 설사로 고생하는 일은 없을 것이다. 수확기에 무청을 버리지 않고 새끼줄로 엮어서 말려 두었다가 겨울철에 활용했던 조상들의 지혜를 엿볼 수 있다.

62) 찐 고구마

날 것을 칼로 자르면 그 벤 자리에서 점액이 나오는데, 그 속에는 변비에 좋은 성분이 있다. 또 섬유질도 장을 자극하여 배변을 촉진하므로 변비에는 이중으로 효과가 큰 식품이다. 이 고구마를 찌거나 삶거나 해서 껍질째 먹는다. 이 껍질이 가슴앓이를 방지하므로 많은 양을 먹어도 뒤에 탈이 생기지 않는다.

63) 곤약

옛날부터 곤약은 장의 숙변을 제거하는 데 활용되어 왔다. 실제로, 장벽에 달라붙은 숙변을 제거하고 소화 흡수 능력을 활발하게 한다. 이 곤약에 간장을 살짝 넣고 삶아도 좋고, 삶은 곤약은 된장을 찍어 먹어도 효과는 변함이 없다. 시중에서 판매되고 있는 곤약도 상관없지만 기왕에 약으로 사용할 바에는 화학 응고제나 방부제 같은 것들이 첨가되지 않은 곤약을 손수 만들어 보는 것도 좋을 듯하다. 구약나물의 뿌리는 시중에서 구입할 수가 있으므로 그것을 썰어서 찐 다음 거기에다 대나무를 태운 재를 넣으면 연팥색의 맛있고 순수한 곤약이 만들어진다. 그때 붉은 고추의 매큼함을 넣는 것이 포인트로 이것은 변비에도 효과가 있다. 또 파래를 넣으면 위병에도 좋은 곤약이 될 것이다. 만드는 순서는 다음과 같다.

① 구약나물 1개분을 얇게 썰어 말린다.

② 마르면 갈아서 분말을 만들어 여기에 따뜻한 물을 넣고 잘 젓는다. 물을 너무 많이 부으면 잘 굳어지지 않으므로 저을 때 조금 빡빡하다 싶을 정도로만 붓는다.

③ 어느 정도 딱딱하게 반죽이 되면 재를 가볍게 한줌 넣어, 떫은맛을 떠올리고, 여기에 고춧가루와 파래를 듬뿍 넣고 도시락 그릇 등에 담는다. 그런 다음 그냥 뜨거운 물을 넣어 가열한다.

④ 다 익으면 그릇에서 빼내 물속에 넣고 떫은맛을 우려내면 완성된다.

♠ 여러 나라에서 이용하고 있는 지사(止瀉)법

이란, 이라크, 사우디아라비아 등 페르시아만 연안의 여러 나라에서는 아몬드의 열매나 쌀에 우유를 넣고 끓여 죽을 만들어 설사를 멎게 하는 데 사용하고 있다. 이 방법은 전문의도 그 효용을 인정해 환자에게 권하고 있는 것이다. 프랑스에서는 양배추에 붉은 와인을 넣고 삶아 수프를 만들어 먹는데 이 방법은 장(腸)의 기능을 원활하게 하여 설사를 막아 주고, 여성인 경우에는 질액의 분비를 정상화시키므로 출산 후에 처음으로 성교를 하기 전에 이것을 먹어 사랑의 분위기가 깨지지 않도록 한다고 한다.

스위스나 영국에서는 우유로 설사를 치료하는가 하면 동양 쪽에서는 우유가 변비에 유용하다고도 한다. 아마 이것은 동양인보다 서양인들의 장이 짧은 데서 비롯되는 문제인 것 같다. 또 그리스, 키프로스, 터어키의 에게해 연안지방에서는 우조(이 지방에서 나오는 40도의 소주)를 이용한다.

64) 강판에 간 사과

사과는 펙틴질이 많이 함유되어 있기 때문에 변비나 설사에 대단히 효과가 있는 과일이다. 설사가 심할 때에는 식사 때마다 2개 정도를 강판에 갈아서 식사 대신으로 먹으면 설사가 치유될 것이다.

▷ 치질의 증상이 나타날 때

65) 다시마 물

다시마의 칼슘이 장의 세포 조직에 탄력을 갖게 하는 동시에, 다시마 그 자체에 섬유질이 많기 때문에 장(腸)에 원활한 자극을 주어 배변을 촉진시킨다. 그래서 매일 다시마를 한 컵의 물에 담가 두었다가 다음날 아침에 그 우러난 물을 마시면서 가능한 한 매 식사 때마다 다시마를 먹는 방법을 강구하면 변비는 어느 새 나을 뿐 아니라 치질까지도 회복될 것이다. 녹미채(鹿尾菜)나 대왕 등 칼슘이 많은 해초도 함께 먹으면 빠른 시일 안에 확실한 효용을 보게 된다(3장 12를 참조).

66) 목이버섯 상식(常識)

목이버섯을 애용하고 있는 태국인은 남녀가 모두 정력적이어서 그 때문에 임신, 출산율도 높은 것 같다. 목이버섯으로 증혈을 꾀하고 출산 시에 고통이 따르는 치질에 의한 출혈을 삼백초를 달여 마셔서 고치는 지혜도 상당한 것이다. 따라서 태국 미인은 치질과는 무관하다고 한다.

67) 달팽이 분말

치질에는 달팽이가 상당한 효과가 있다. 비가 올 때 기어 나오면, 이것을 잡아 삶은 다음에 껍질은 버리고 살만 햇볕에 말린다. 잘 마르면 프라이팬에서 볶은 다음 갈아서 분말을 만든다. 하루 3회, 한 번에 한두 스푼씩 배가 고플 때 복용하는 것을 며칠간 계속한다. 좀더 확실한 치료를 위해서 달팽이를 1개월 정도 참기름에 담가두었다가 이 기름을 탈지면에 흠뻑 적시어 항문에 바르면 효과가 확실하다(6장 47, 8장 1, 9장 21을 참조).

68) 잘게 썬 맨드라미에 참기름

닭의 볏 모양을 한 맨드라미꽃을 따 잘게 썬 다음 참기름으로 짓이겨서 이것을 치질의 환부에 바른다. 목욕 후나 자기 전에 치료를 하면 한층 효과가 높다. 분량은 꽃 한 송이에 대해 참기름 반 스푼 정도. 이것을 하루 한 번 칠하면 5일 정도는 사용할 수 있는데 작은 병에 넣어서 냉장고 등에서 보관하면 된다. 참기름보다 검은 생 참깨로 하는 게 좋다는 설도 있으나 이것은 자기 나름의 기호에 관한 문제이므로 자기가 좋은 쪽으로 한다. 환부에 바를 때는 문지르듯이 바르는 것보다 조금 두텁게 바르는 것이 좋다.

69) 말린 말고기와 삼백초차

말고기를 햇볕에서 딱딱하게 말려 하룻밤 동안 일본차에 담가 두었다가 치질의 환부에 바른다. 심하게 아플 때는 날고기 쪽이 특효를 발휘하지만 침투력은 말린 고기가 훨씬 뛰어나다. 그러나 식용의 말린 말고기를 사와서는 안 된다. 각종 향신료(香辛料)로 양념을 해놓아서, 이것을 바르면 환부가 짓물러버린다. 그러므로 직접 집에서 말린 것이 안전하다고 할 수 있다. 또 삼백초의 잎, 줄기를 말려서 차를 대신하면 훨씬 빨리 치료된다. 완치되었다고 생각되어도 재발을 방지하기 위해서 삼백초차는 한동안 계속 마시도록 한다.

기타 효용 : 삼백초차는 고혈압, 신경통, 그리고 치질의 근원이 되는 변비에도 잘 듣는다.

70) 괭이밥의 환부 세척과 참소리쟁이 달인 물

5개의 노란 꽃잎이 진 뒤에, 꼬투리를 맺는 괭이밥도 치질의 특효약이다. 줄기째 뽑아 물이 반이 될 정도까지 달여 그대로 식혀서 미지근해지면 그 물로 환부를 씻는 것인데 이것만으로도 꽤 차도가 있다. 또 참소리쟁이의 뿌리를 썰어서 햇볕에 말린 것 한 줌을 3컵 정도의 물로 절반의 분량이 되게 달여서 한 번에 반 컵에서 1잔 정도를 마시고, 나머지는 환부에 바르면 좋다. 그러나 내부가 노출되고 출혈도 심한 치질에는 절대 발라서는 안 되고 즉시 의사의 진찰을 받아야 한다. 그렇게 심한 중증이 아닌 경우에는 자가진료(自家診療)가 기본이다.

71) 모란 뿌리와 꽃을 달인 물

모란은 미인이 앉은 모습으로 비유되는 꽃이다. 이 모란은 하반신의 병에 효과가 있는 약초로 옛날부터 알려져 왔다. 치질의 특효약일 뿐만 아니라, 생리불순에도 잘 듣기 때문이다. 말린 뿌리의 껍질을 달여서 사용하는데, 이것이 신경증을 낫게 하고 피도 깨끗하게 한다고 고서에 나와 있다. 재미있는 것은 1720년대의 프랑스 궁전의 왕후 귀족이 용변의 뒤처리에 모란꽃을 사용했다는 것이다. 용변 후에 밑을 닦아주는 궁녀들의 직무는 명예로운 직책이었던 것 같은데, 미식과 운동 부족이 초래한 왕후 귀족들의 치질에 의한 고통을, 이 모란꽃으로 완화했다고 하니 우습기도 하고 가엾기도 하고…. 궁녀들은 다투어서 모란꽃을 모았는데 여러 꽃 색깔 중에서도 붉은 색의 것이 가장효력이 있었다고 한다. 꽃잎을 달이는 방법은 한 움큼 정도의 양에 3컵 정도의 물을 넣어 그것이 절반 분량이 될 때까지 달여 반 컵 내지 1컵을 마시면 좋을 것이다(6장 18을 참조).

기타 효용 : 꽃잎을 달여서 질 세척액으로 사용하면 좋다.

72) 피부에 바르는 도라지 약

도라지를 달인 액체를 마시면 위나 장의 활동을 원활하게 하고, 생 줄기, 잎을 으깨서 나온 흰 액체와 참기름을 섞어서 환부에 바르면, 치질에는 대단한 효과가 나타난다. 함께 사용하면 치질의 원인이 되는 장의 트러블, 변비 등도 송두리째 치료할 수 있으므로 빨리 낫는다(1장 84를 참조).

기타 효용 : 동창(凍瘡), 손발이 튼 데, 입술이 튼 데 바르면 효과가 있다.

73) 초와 검정깨 혼합액

초와 검정깨의 비율을 2:1로 해서 한 달 정도 담가 두었다가 하루에 한 스푼씩 3회 사용하는데 일반적인 용법으로 이렇게 함으로써 만병의 예방을 하는 것이다. 외용약으로는 솜에 묻혀 환부에 바르는데 이렇게 '마시고 바르는' 두 가지 방법을 몇 차례 되풀이하는 사이에 아픈 치질은 치유돼버린다(5장 9를 참조).

기타 효용 : 산후(産後)에 마시면 질을 조여 주고 통경제도 된다. 대만 여자는 산후가 아니라도 이것을 희석해서 질

세척액으로 사용한다. 대북 동쪽의 상류 가정에서는 이것을 식탁에 올리는데 이것을 수프에 넣으면 맛이 상큼해질 뿐만 아니라 여러 가지 병을 예방해주기 때문이다.

74) 연뿌리

연뿌리의 효용은 많지만 환부의 면적에 맞춰서 연뿌리를 둥글게 잘라서 치질 치료에 사용하는 방법은 잘 알려져 있다. 이것을 가제로 싸서 바르면 되는데 꽤 효과가 있다(1장 57과 58, 3장 49, 9장 19, 10장 10 참조).

기타 효용 : 질이 거칠어졌을 때.

75) 쥐참외 목욕 법

열매를 술에 넣어서 으깬 것을 목욕물에 넣으면 치질에 큰 효과가 있다(1장 67, 10장 4를 참조).

76) 무화과나무 잎 온찜질

그늘에서 말린 무화과나무의 잎을 금속성의 세숫대야에 넣고 뜨거운 물을 붓는다. 그것을 다시 끓인 다음 적당한 온도가 될 때까지 식힌다. 이것을 면 헝겊에 적셔 살짝 짠 다음 치질의 환부에 대는 것이다. 식으면 다시 따뜻하게 해서 여러 번 되풀이하는 것을 하루 한 차례 반드시 실행해 나가면, 어느 새 치질은 나을 것이다.

77) 계란 기름

계란 10개를 깨서 노른자만을 프라이팬에 넣고 약한 불 위에서 흐슬부슬해질 때까지 섞는다. 계속 젓는 동안에 갈색으로 변하고 연기가 나면서 기름이 서서히 배어나올 것이다. 그리고 다시 휘젓기를 40분 정도. 이것의 기름을 짜서 탈지면에 적셔서 항문에 넣는 것이다. 그 효과는 직접 적이고 빠른 회복을 기대할 수 있다.

78) 무청 목욕

그늘에서 말린 무청을 삶는다. 이 물을 목욕물에 섞어서 사용하면 치질에는 특효이다. 삶은 무청을 직접 환부에 붙이는 것도 좋은 방법이다.

▷ 충수염(맹장염)일 때

79) 우엉 잎의 생즙

우엉 잎의 생즙은 무엇보다도 충수염에는 특효약이다. 예방이나 재발의 방지를 위해서, 5스푼 정도의 우엉의 생즙을 된장국에 넣어서 오랫동안 먹게 되면 틀림없다. 몇 년 전까지는 충수염에 걸리면 곧장 수술을 해버리는 풍조였는데 요즘은 꼭 그렇지만은 아닌 것 같다. 무용지물인 듯한 충수이지만, 나름대로 역할이 있는 것으로 알려졌기 때문이다. 그런 만큼 이 우엉 잎의 생즙 효용을 다시 보지 않을 수 없게 되었다. 콕콕 찌르는 듯한 통증이 느껴져 충수염이지 않을까 하고 생각되면 곧장 하루 3회 실시한다.

잎만으로 필요한 분량을 얻을 수 없는 경우에는 우엉 그 자체를 갈아서 짜낸 즙과 섞어서 사용한다. 알칼리성의 야채나 해초류를 싫어하고, 동물성 식품이나 흰 설탕 등 산성 식품을 많이 먹는 사람이 걸리기 쉬운 병이 바로 이 충수염이다.

산성 식품은 변비를 일으키기 쉬운데, 대장 내에 과잉 노폐물이나 부패 독소가 쌓여 본래는 내장 안의 부패를 막는다고 알려진 충수도 어쩔 수 없이 염증이 일어나는 현상이 충수염(맹장염)인 것이다. 병원에 가기 전까지 우엉의 잎을 즙을 내어 먹어둔다. 이것에 대해서는 이하의 요법에 대해서도 똑같은 말을 할 수가 있다(1장 55, 9장 10과 35를 참조).

80) 비파 잎

생잎을 불에 구워서 환부에 문지른다. 식으면 다시 따뜻하게 해서 등과 배 부분, 환부를 돌아가면서 1시간쯤 계속 실시하면 낫는다. 이 때 몸이 춥지 않도록 주의해야 한다. 통증이 멎어도 완전히 치료하기 위해선 의사에게 가야 하지만 그때까지는 이것과 병행해서 우엉의 생즙 요법을 계속한다(1장 30과 31, 4장 42, 5장 14, 1장 32, 8장 7을 참조).

81) 별꽃의 생즙이나 달인 물

충수염에 별꽃의 생즙이 효과가 높다는 것은 잘 알려진 사실이다. 별꽃의 생즙을 내서 한 번에 반 컵 이상 마시면 된

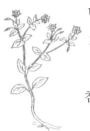

다. 생것을 못 구했을 때에는 그늘에 말린 것 3~4 개를 물이 반의 분량이 될 정도로 달인 것도 효과가 있으므로 평소에 준비해 두는 것이 좋다(9장 32를 참조).

82) 칡뿌리 가루를 물에 녹인 것

순수한 칡뿌리 가루 5스푼을 한 컵의 물에 타서 마시면 충수염으로 인한 통증이 진정된다. 하루에 두 번 정도 마셔도 통증이 가라앉지 않을 때는 즉시 의사의 진찰을 받아야 한다.

간장병이나 황달, 결석의 치료법

심장 못지않게 간장도 중요한 장기 중의 하나이다. 이 간장이 제 기능을 발휘하지 못하면 심장병이나 동맥경화를 비롯해서 성인병이라고 부르는 모든 병에 걸려, 결국에는 생명의 위험까지도 초래할 수 있다. 또 결석(結石)의 경우도 간장의 활동이 약해진 데 원인이 있다. 동물성 식품을 과잉 섭취한 결과 혈액이 산성화되어, 그 때문에 간장의 활동이 나빠짐에 따라 수산(蓚酸) 등이 불용성으로 변해 그것이 굳어져서 결석이 생기는 것이다. 그런 병으로 고통을 당하는 사람에게 어떤 요법이 효과가 있는지 살펴본다.

▷ 간장병이나 황달(黃疸)에 걸렸을 때

83) 잉어 쓸개를 넣은 소주

스트레스가 쌓여 성인병에 걸리기 쉬운 현대인이 잉어를 먹을 수 있는 기회가 적어진 것은 유감스러운 일이다. 그 이유는 요즘은 산성식품인 육류를 비롯해서, 인스턴트식품, 주스나 아이스크림 종류 등이 흔한데다가 사회 환경의 열악함, 그리고 일이나 인간관계의 복잡성 등에 의해서 간장이 시달리지 않으면 안 될 환경에 처해 있기 때문이다. 그런 때는 잉어가 간장을 구해주는 특효약이다. 특히 그 쓸개가 뛰어난 효과를 나타낸다. 대부분은 그 쓸개를 버리는데 중국에서는 결코 그러지 않는다. 간장약으로 뱀의 간을 훨씬 능가하는 강정제인 것을 알고 있기 때문이다. 그렇다면 그 쓸개를 버리지 말고 제대로 활용함이 현명하리라.

물고기를 손질할 줄 모르는 사람이라도 잉어는 둥글게 자르기만 해도 괜찮기 때문에 누구라도 할 수 일이다. 머리가 붙은 부위로부터 3번째 비늘 붙은 부근이 처음으로 칼을 댈 곳. 자르면 간단히 쓸개를 꺼낼 수 있다. 이것을 강한 알코올, 예를 들면 소주 같은 것에 넣어서 단숨에 삼키면 좋다. 술 종류는 기호에 따라 선택해도 된다. 다만 약으로 복용하는 것이므로 과음하지 않도록 해야 한다(1장 22, 6장 3, 8장 6을 참조).

기타 효용 : 잉어를 고아 먹으면 신장에 좋을 뿐만 아니라 당뇨병이나 음위(陰痿), 노이로제에도 효과적이다.

84) 비파 차

비파나무는 거리나 가정에서 쉽게 발견할 수 있는 식물이다. 잎을 조금 구해다가 적당하게 잘라서 햇볕에다 말린다. 이것을 프라이팬에 볶아서 끓인 다음 보통의 물처럼 하루에 수시로 마시면 간장병에 대단한 효과를 보게 될 것이다. 생으로도 좋지만 오래 사용하기 위해서는 이렇게 말려서 사용하는 편이 좋다. 이듬해에 열리는 열매도 먹도록 한다. 열매에는 구연산, 사과산, 주석산, 비타민C가 풍부하다. 열매와 잎을 함께 상용해서 아주 악화된 간장병을 고친 사람도 있다(1장 30과 31, 4장 20과 42, 5장 14, 6장 32, 8장 7을 참조).

기타 효용 : 신장, 당뇨에도 좋다. 암 치료에도 효과가 있다고 들었으나 그것은 신경통의 환부에 빨리 통증을 멎게 하는 효력이나 아미그다린 성분의 제암 효과를 응용한 것이다. 그 효과가 양호하다는 보고도 있으나 과거의 기록에서 볼 수 있을 뿐이므로 단정할 수는 없다.

85) 질경이 달인 물

잎을 참기름에 무쳐도 맛있게 먹을 수 있다(1장 48과 75, 2장 39를 참조).

86) 머위의 새순

날것을 야채 가게에서 볼 수 있는 것은 한순간에 지나지 않는다. 곧장 꽃봉오리가 생기고 꽃이 피어버리기 때문이다. 시장에서 보이는 대로 사가지고 와서 햇볕에 말려서 보존해두면 간장이 나빠진 듯할 때 언제나 달인 액체를 만들어 마실 수 있을 것이다(1장 70을 참조).

87) 민물 게와 자주쓴풀 달인 물

자주쓴풀의 성분인 스벨치아마린의 쓴 맛이 간장에 효과적
이다. 구하기 어려우면 한약방에서 직접 구할 수 있을 것이다
(2장 8을 참조).

88) 게장

같은 민물게라 할지라도 좀더 효력이 있는 것으로 하고자
한다면 삼목 숲 아래를 흐르는 강에서 잡은 민물 게의 일종이
가장 좋겠지만, 그럴 수 없을 경우에는 시판하는 민물 게를
사용해도 괜찮다. 민물 게에다 잘게 썬 고추와 굵은 소금을
적당량 넣은 다음에 으깬다. 그렇게 해서 3개월쯤 냉장해 두
면 완성된다. 간장병 치료에는 안성맞춤이고 반찬으로도 이용
할 수 있다.

기타 효용 : 히스테리, 노이로제에도 효과가 있다.

89) 민들레 달인 물

만성화된 간장병에는 꽃, 잎, 줄기, 뿌리까지 전부를 달인
액체가 대단한 효력을 발휘한다. 노란 담즙을 내뱉을 정도의
악성 증상이라도 민들레의 푸른 즙이 멈추게 해줄 것이다(2장
4, 3장 24를 참조).

90) 덩굴여지를 기름에 볶은 것

성분 중의 비타민E가 효과를 발휘한다고 하는 설도 있지
만, 100 g 중에 120mg이라는 많은 비타민C와 덩굴여지의 쓴

맛이 간장에 강하게 작용하는 것이다(1장 52, 4장 14, 9장 28
을 참조).

91) 매실 즙

매실의 구연산, 피크린초가 알칼리성을 높여 신진대사를 촉
진하고, 간장을 보호해준다(1장 8, 2장 57을 참조).

92) 감식초

장수의 비결을 피타고라스에게서 찾으면 "육식을 피하고 하
루 2회의 흑빵과 야채와 감식초"라고 했다. 이 때문인지는 모
르지만 그는 99세까지 장수했다. 그 때문에 믿어지지 않는
이야기이지만 유럽에서는 '피타고라스 정리'라고 하면 장수 방
법이라고 생각하고 있다고 힐다. 사실이야 어찌되었든 피타고
라스의 식사 내용에서 새삼 경탄하게 되는 것은 감식초를 먹
었다는 사실이다.

흔히 '감나무 100주를 심으면 100석 농사를 짓는 것과 같
다'고 말을 하는 것은 감나무가 어느 정도 유용한 것인가를
말해주는 것이다. 감 그 자체에는 간장 강화의 작용이 있고,
초에는 나쁜 콜레스테롤을 줄이고 좋은 콜레스테롤을 증가시
키는, 말하자면 혈액정화의 작용이 있고, 또 아미노산이 간장
의 강화작용을 하므로 감과 초의 상승효과가 효율을 높인다는
것을 경험적으로 알 수 있다(11장 4를 참조).

기타 효용 : 중풍과 강정에 활용할 수 있다.

93) 불수감 달인 물

과음한 뒤에 마시면 피로한 간장에 효과가 있다(1장 2를
참조).

94) 콩나물 샐러드

콩나물 샐러드에는 아미노산이 많이 포함돼 있고, 간장의
독소를 제거하는 작용이 있을 뿐만 아니라 간장 그 자체의 활
동을 돕고 강화시키므로 생으로 드레싱을 하면 그 효과는 더
욱 커진다.

95) 당근 주스

당근은 간을 정화하는 작용이 강하고 체내의 해독작용을 돕
는다. 그래서 당근 주스를 만들어 하루 3회, 한 컵씩 계속해
서 마시면 스스로 그런 현상을 자각할 수 있게 될 것이다(7장
20을 참조).

96) 뱀의 생간

아무리 뱀의 생간이 간장에 좋다고 하더라도 집에서 뱀을
기를 사람은 없을 것이다. 뱀의 생간을 소주 같은 독한 술에
넣어 단숨에 마신다. 3일에 하나씩, 1개월을 먹으면 간장이
좋아진 것을 자각할 수 있게 된다. 껍질을 벗긴 뱀은 끓여서
먹게 되면 혈압도 정상이 되고 심장이 나쁜 사람도 좋아진다.

기타 효용 : 빈뇨(頻尿), 야뇨증, 어깨결림, 요통, 음위의
고통은 완전히 치유된다.

97) 팥의 농축액

특정한 날을 정해 놓고서 팥밥이나 팥죽 같은 것을 먹는 풍습이 있는데 그것은 평소에 혹사했던 내장을 강하게 한다는 의미도 포함돼 있다. 특히 간장, 신장, 심장을 위해서 말이다. 장기(臟器)의 이름을 몰라도 장기를 위한 음식물에 대해서는 오랜 경험으로 알고 있었던 것이다. 그래서 가끔씩 팥을 이용한 음식을 먹는 습관을 가정에서 가지면 좋은데, 약으로 하기 위해서는 팥을 삶은 물이 진하게 될 때까지 끓여서 진한 국물을 마시고 남은 팥은 밥을 짓거나 흑설탕을 넣어 단팥죽을 만들어 먹으면 더욱 효과가 난다(3장 59를 참조).

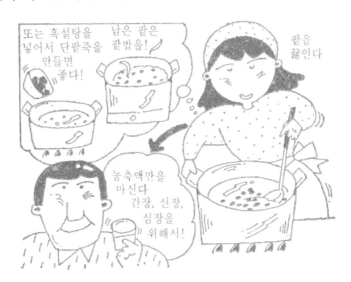

98) 원추리버섯

원추리버섯은 날로 먹을 수 있는 진귀한 버섯이다. 장마 때부터 나기 시작하여 채집이 비교적 쉬운 편이다. 이것을 따려고 심산유곡에 갈 필요가 없고 밤나무, 너도밤나무, 졸참나무 등이 있는 숲에 가면 발견할 수 있다. 군생(群生)하지 않고 여기저기 큰 나무 밑에 부채꼴 모양으로 자란다. 색깔은 빨갛고 찢으면 혈액과 같은 액즙이 떨어지므로 독버섯으로 잘못 아는 수도 있다.

그래서 이것을 따러 갈 적에는 식물도감을 가지고 가면 안심할 수 있을 것이다. 유럽인들은 이 원추리버섯을 매우 좋아하지만 우리는 이것을 하루에 한 개 정도 먹는 게 좋을 듯하다. 많이 먹는 것은 오히려 우리에게는 역효과이기 때문이다. 생식하는 것이 좋으므로 샐러드 같은 요리법을 개발하여 먹기 쉽게 요리하는 것도 하나의 지혜이다. 술을 담글 때는 햇볕에서 말린 것을 사용해야 한다(6장 58을 참조).

기타 효용 : 신장, 당뇨, 안정피로(眼精疲勞)의 묘약.

99) 바지락조개 끓인 물

간장 악화에 의한 황달에는 특히 효과가 있는데, 이 바지락조개를 끓인 국물이 병의 근원인 간장 기능을 회복, 결국 간장이 좋아지면 그것이 원인이 된 황달도 좋아진다는 것이다. 그래서 바지락조개 3컵에다 물도 역시 같은 분량인 3컵을 붓고 그 물이 3분의 1정도가 될 때까지 끓인다. 여기에 간장으로 살짝 간을 해서 하루 3회에 나누어서 마신다. 하루 만에 효과가 있기도 하지만 아무튼 차도가 있을 때까지 계속해서 만들어 먹는다. 늦어도 2~3일이면 효과가 나타나기 시작할 것이다. 이 방법으로 효과가 없으면 다른 원인에 의한 황달이므로 전문의의 진찰을 받아야 한다(5장 32, 7장 10을 참조).

100) 바지락조개와 석겁(石劫)의 된장국

옛날부터 바지락조개는 황달에 효험이 있다고 전해지고 있는데, 더욱 효험을 얻기 위해서는 석겁을 넣는다. 하루 한 번은 식사 때 반드시 먹도록 한다. 이 석겁은 바닷가의 바위에 굴 등과 함께 군생하고 있다.

▷ 결석이 생겼을 때

101) 양파 샐러드

결석이 생기는 사람은 혈액이 산성일 경우가 많다. 동물성 식품을 지나치게 섭취함으로써 간장이 약해져 있고 수산(蓚酸)이 불용성이 되어 결석이 생기게 된다. 간장병을 고치는 약초를 달여 마시거나 먹고, 가능한 한 야채의 생식에 신경을 써야 한다. 그래서 결석을 녹이는 힘이 강한 양파의 생식을 권한다. 프렌치 드레싱을 해서 먹으면 초는 간장을 강하게 해 주므로 일거양득이다(10장 28, 11장 9를 참조).

102) 청각채 달인 물

반 묶음 정도의 청각채에다 2컵의 물을 부어서 그 물이 절반 정도로 줄어들 때까지 달인다. 그렇게 해서 준비된 것을 하루의 용량으로 한다. 그것을 하루 2~3회로 나누어 복용한다. 방광 결석으로 수술을 며칠 남겨두었던 사람이 이 방법을 이용해서 수술을 하지 않게 되었다는 예가 있다.

103) 매실 액즙

하루에 2~3회, 한 순가락씩 먹으면 효험이 있다(1장 56을 참조).

104) 삼백초 달인 물

계속해서 마시면 요도 결석이 빠져 나올 것이다(2장 60을 참조).

105) 금창조 분말

자소과의 잡초로, 여름에 땅을 덮을 듯이 어디서나 우거진다. 잎은 날카롭지는 않아도 들쭉날쭉하다. 이것을 프라이팬이나 냄비 등에 넣어서 천천히 열을 가해 연기가 나오지 않게 되면 불에서 내려 찧는다. 그 분말을 반 스푼씩 복용한다. 효과가 있을 때까지 하루에 한 번씩 계속 복용한다. 맥주 같은 술을 마셔도 좋은 경우는 요도 결석이나 방광 결석일 때뿐일지도 모른다(4장 41을 참조).

| 3장 |

고혈압, 동맥경화, 심장병, 빈혈 등 순환기의 이상

우리들의 신변은 우리들의 몸이 좀먹도록 준비되어 있다고 말해도 과언이 아니다. 스트레스도 늘고, 술이나 담배도 많이 하게 될 뿐만 아니라 밤을 새는 사람도 많아지고, 음식물도 가정에서는 점점 규격화되고 있다. 게다가 곳곳에서 쏟아져 나오는 산더미 같은 식품에는 각종 화학약품이 다량 첨가되어 있다. 그 결과 우리들의 몸의 여기저기에 이상이 생기고 중요한 내장기관까지 위협을 받게 된다. 그것이 성인병의 발단이다. 그 본보기가 고혈압이나 동맥경화, 그리고 심장병이며, 최근에는 급격히 이 병으로 사망하는 사람이 증가하고 있다. 그런 사태를 미연에 방지하기 위해서 그 대비책을 강구해두어야 한다.

고혈압, 동맥경화, 뇌일혈의 경우

1) 무우즙

겨울이 되면 뇌졸중으로 쓰러지는 사람이 많은데, 그 주원인의 대부분이 고혈압이다. 오늘날에는 연령이 많은 사람뿐만

이 아니라, 한창 일할 나이인 장년에게서도 곧잘 발생하는데 그것은 무리하게 일을 하는 데서 비롯된 것이리라 생각된다. 고혈압은 WHO(세계보건기구)에 의하면 최대혈압 160mb 이상, 최소 95mb 이상의 혈압을 일컫는다. 그리고 원인에 따라서 고혈압도 다음의 두 종류로 크게 나누고 있다.

ㄱ) 본태성 고혈압 : 유전적 체질, 식생활, 스트레스, 기후 등이 원인이고, 고혈압의 약 80%가 여기에 해당한다.

ㄴ) 증후성 고혈압 : 갱년기, 신장이나 갑상선, 기타 병이 원인이 되는 것을 말한다.

이것을 세분화하면 실로 많은 종류의 고혈압이 있고 그 치료법도 다르지만, 대부분의 고혈압에 대해서 실행할 수 있는 치료법은 조개와 가지를 짜 맞춘 것을 초, 참기름으로 조리해서 이것을 하루에 한 번씩 먹는 것이다. 조개가 갖는 혈관을 강화하는 성분, 나쁜 콜레스테롤 제거 작용, 그리고 가지가 갖는 모세혈관의 출혈 방지력, 참깨, 초가 갖는 혈액을 정화시키는 힘과 강장력, 이것들의 상승효과를 식사에 담는 것이다. 그리고 잊어서는 안 될 것은 무즙을 많이 먹는 것이다. 비타민P 등의 작용은 혈액, 혈관의 정화와 강화를 위해서 절대적이라고 해도 과언이 아니다. 발작을 일으킨 중환자가 무즙을 마시고 진정되었다는 말을 들으면 의사는 웃어버릴지 몰라도 그랬던 예는 얼마든지 있다. 하루에 최소한 한 번, 이것을 기본으로 하고 샐러리, 만일 구할 수 있으면 땅두릅의 뿌리를 달인 것을 섞어서 마시면 더욱 효과적이다(9장 14와 36을 참조).

2) 마늘 분말

마늘은 껍질을 벗기고 얇게 썰어, 이것을 하룻밤 동안 쌀뜨물 속에 담가둔다. 다음날 아침 이것을 꺼내서 2~3일 그늘에 말린 다음 냄비에 넣고 볶는다. 그것을 갈아서 분말로 만들어 하루에 1~2회, 오블라트로 쌀 수 있을 정도의 분량을 3~4개월 계속해서 복용하면 고혈압으로부터 해방될 것이다.

3) 마늘과 계란 노른자 분말

껍질을 벗긴 마늘 300 g과 계란의 노른자 10개분을 냄비에 넣어 약한 불에서 2시간쯤 끓인다. 끓는 동안 눋지 않도록 주걱으로 잘 저어준다. 이렇게 하는 동안에 흩어져 엉기게 되므로 냄비에서 절구통으로 옮겨 갈아서 분말로 만든다. 이것을 매일 한 스푼씩 3회 복용하면, 한 달쯤 지나면 혈압이 안정될 것이다(6장 45를 참조).

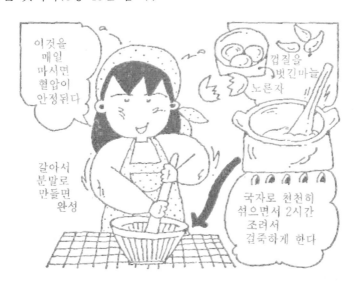

4) 콩과 된장 요리

고혈압을 비롯해서, 성인병에 좋은 것은 뭐니 뭐니 해도 콩이다. 물론 예방하는 데에도 제격인 식품이라고 말해도 좋을 것이다. 콩가루로 암을 고쳤다고 하는 체험 사례도 있어, 요즘은 콩을 애용하는 사람이 늘고 있다. 콩을 프라이팬에서 볶아서 먹기도 하고 어떤 사람은 콩에 초를 쳐서 먹는 사람도 있다. 물론 순수한 콩으로 만든 것이면 콩 그 자체가 아니라도 괜찮다. 두부나 튀김류, 두유, 된장국 등이 그것이다. 물론 앞에서 언급한 것처럼 콩가루라면 더할 나위 없이 좋다. 그 중에서도 매일 먹을 수 있는 식품에 된장국이 있다.

최근엔 무턱대고 염분을 천대시하는 풍조가 당분간은 계속 되겠지만 염분은 지나치게 섭취하지 않는 한, 자주 배설되므로 아무 염려가 없는 것이다. 나쁜 콜레스테롤을 추방, 혈관을 탄력이 있고 부드럽게 해서 고혈압으로부터 구해주는 된장을 식탁으로부터 멀리하는 것은 어리석기 짝이 없는 일이다. 염분이 고혈압의 원인이 된다고 해서 지나치게 염분 섭취를 억제한 노인은 도리어 노화를 더욱 촉구할 뿐이다. 그렇게 염려가 되면 최근에 미역이 염분을 흡수하는 작용이 있다는 보고도 있으므로 미역을 넣은 된장국을 먹으면 좋지 않을까 싶다. 어쨌든 콩을 삶아서 먹거나 된장을 넣은 요리를 해 먹거나 하면 고혈압에 더없이 좋은 음식물이 될 것이다.

5) 솔잎 달인 물

고혈압에는 확실히 솔잎술이 잘 듣기는 하나 남용하여 저혈압이 돼버린 사람도 있으므로, 그다지 권하고 싶지는 않다. 역시 달인 액체를 차 대신 마시는 편이 평온하고 무난하다(1 장 29를 참조).

6) 솔잎 즙

솔잎만으로는 많은 양의 즙을 짤 수 없으므로, 고혈압에 좋은 샐러리를 포함한 녹황색 야채(부추나 시금치, 파슬리 등)와 섞어서 짜낸 것을 한 컵 정도 매일 연용하면, 고혈압이나 동맥경화, 중풍 등의 회복이 빨라질 것이다. 그러면 혈관의 영양 흡수가 좋아지고 저항력이 증가하여, 후유증의 회복이 현저히 빨라질 것임에 틀림없다(6장 26, 10장 26을 참조).

7) 솔잎을 벌꿀에 담근 것

어떤 종류의 소나무든지 상관없지만 새잎이 돋기 시작한 4월경의 것이 이상적이다. 껍질을 벗긴 솔잎을 반으로 자른 다음 병의 3분의 1까지 넣고 같은 분량의 벌꿀을 넣는다. 그리고 병 가득히 물을 넣고 헝겊으로 덮어씌운다. 이것을 낮에는 양지바른 곳에 놓고 발효시키면서, 2개월 이상 그대로 둔다. 3개월 쯤 지나면 솔잎을 제거하고 남은 액체도 깨끗한 헝겊으로 거른 다음 다른 병에 옮겨 여름은 냉장고, 겨울은 냉암소에 보존한다. 한 번에 한 스푼, 하루 3회를 복용한다. 마시기 쉽다고는 말할 수 없으나 습관이 되면 애착이 생기는 고혈압과 동맥경화의 약이다.

8) 익모초 달인 물

둑이나 빈 터에 보면 쉽게 눈에 띄는 약초이다. 충울(茺蔚)이라고도 하며 본래는 부인병에 잘 듣는 식물이다. 이것을 뽑아다가 그늘에 말려서 물을 붓고, 그 물이 반이 될 때까지 달여 차 대신으로 사용하는데, 이것을 몇 개월 계속하면 고혈압의 증상이 없어지는 것을 자각할 수 있다(10장 5를 참조).

기타 효용 : 류머티즘, 신경통, 모든 눈병. 여성에게는 수축의 효과가 있다. 이에 대해서는 산부인과 의사가 인정하고 있다.

9) 산사나무 달인 물

산사나무는 중국이 원산인 약용 식물로, 고혈압의 치료약이다. 그러나 요즘은 옛날 같지 않아서 야생의 것을 발견하기가 쉽지 않다. 이 산사나무의 열매를 얇게 썰어서 잘 달인 즙을 엽차 대신으로 항시 복용하는 것이다. 바로 딴 열매라면 생으로도 좋고, 벌꿀에 담가두면 일년 내내 이용할 수 있다. 끈기를 요하지만, 몸에 잘 맞으면 1개월 정도로도 상쾌한 감각이 몸에 되살아난다. 물론 민간요법의 대부분이 이 끈기와 체질에 맞느냐 안 맞느냐가 결정적인문제가 되는 거지만…. 소련에서는 이 산사나무의 약효를 공인하고 있고, 마늘과 이 산사나무를 상용한다. 두 개가 다 혈액 정화에 약효가 있다고 믿기 때문이다(3장 45를 참조).

10) 고추와 참깨 초

고추와 참깨에는 비타민E가 다량 함유되어 있을 뿐만 아니라 나쁜 콜레스테롤을 제거하는 리놀산도 다량 함유하고 있다. 게다가 철분, 칼슘, 요오드, 미네랄 등도 가지고 있으며 그런 성분들의 체내 흡수를 활성화시키는 것이 초이다. 초의 주성분은 초산(醋酸)으로, 부신피질(副腎皮質) 호르몬을 체내에 만든다. 이것이 자연치유력을 높이는 작용을 하게 되는데, 이것들이 결합은 더없이 좋은 약을 만드는 것이 된다. 만드는 방법은 간단하다. 순수한 초에 검정깨와 고추를 통째로 넣으면 된다. 만든 즉시 사용할 수 있고, 밤이 지나면 그 효과는 더욱 증가된다. 날마다 식사 때마다 사용하도록 한다. 나물 무치는 데 넣어도 좋고 자신의 기호에 따라 다양하게 사용한다. 그러는 동안 부지중에 혈압이 정상화될 것이다(6장 37, 11장 10을 참조).

기타 효용 : 백발 방지, 통풍(痛風), 여성의 피부가 깨끗해지고 수유부에게는 젖도 잘 나오게 된다.

11) 샐러리의 생식

옛날부터 영국인들은 샐러리가 피를 깨끗하게 해 준다고 믿어 왔다. 뿐만 아니라 대부분의 사람에게 명쾌히 권할 수 있을 정도로 부작용이 전혀 없다. 고혈압일 경우에 혈압 안정제에만 의지하는 것보다도 이런 방법을 시도해보는 것도 바람직하지 않을까 싶다. 샐러리를 생으로 씹어 먹기를 권한다. 주서에 넣어 2개분, 나머지는 먹어서 보충하면 양적으로 충분하다. 일주일쯤 지나면 혈압은 조금씩 내려갈 것이다.

12) 다시마 물

한 컵의 물에 적당한 크기로 자른 다시마를 넣고 하룻밤을 재운다. 다음날 아침 그 우러나온 물을 마신다. 이것을 연용하면, 높았던 혈압도 조금씩 저하될 것이다. 아르긴산, 요오드, 칼슘, 철분 등의 보고이다. 인삼이 장기 남용으로 이상 혈압이 될 경우가 있다면, 이 다시마는 그럴 염려가 없고 효과도 훨씬 나은 편이다. 지금 미국에서나 호주에서도 인삼의 장기적인 남용으로 혈압에 이상이 생겨서 큰 문제가 되기도 한다고 한다(2장 65를 참조).

13) 차로 불린 해삼과 초

'동지 해삼'이라든가 '하지 해삼'이라고 하는 말은, 겨울에 날로 먹는 해삼의 맛도 일품이지만, 여름의 말린 해삼도 또한 그에 못지않게 맛있다는 것을 의미하는 말이다. 물론 말린 해삼을 물에 불리면 날것처럼 먹을 수 있지만 이 방법보다는 차(茶) 속에 넣어서 불린 다음 초를 가미해서 먹는 방법이 더욱 맛있을 뿐만 아니라 고혈압 치료에는 훨씬 좋다. 요즘은 다양한 종류의 해초를 시중에서 쉽게 구입할 수 있으므로 그런 것들과 함께 먹으면 더욱 효과적일 것이다. 해삼이나 해초에도 요오드가 많이 함유되어 있는데 해삼을 말리게 되면 그 농도가 한층 증가된다(3장 67을 참조).

14) 쑥 즙

쑥을 갈아서 즙을 낸 다음, 그것을 아침저녁으로 식전에 한 스푼씩 먹게 되면 신경안정과 혈압에 도움이 된다. 그런데 요즘은 농약이나 제초제 등의 남용으로 귀중한 약재가 절멸되고 있는 것 같아 안타깝다(1장 54, 2장 41을 참조).

15) 땅콩

땅콩만 먹는 데 질리게 되면 다음 방법을 시도해도 좋을 것이다. 그 한 예로 땅콩을 갈아서 식초가 들어가는 음식에 조금씩 섞어 먹으면 평소와는 조금 색다른 맛을 느낄 수 있을 것이다.

16) 멧미나리 나물

뿌리째 데쳐서 먹는다. 정혈작용이 강한 식물로, 혈압 강하에도 그 약효가 큰 미네랄 식품이다.

17) 조릿대 차

칼슘이온은 혈액이나 체액을 맑게 하는 역할을 한다. 노폐물을 몸 밖으로 내보내고 비타민의 작용을 도와서 신진대사를 활발하게 하기 때문이다. 그 칼슘이온을 체내에 증가시키기 위해서는 비타민K가 필요하다. 바로 이 조릿대에 비타민K가 많이 함유되어 있는 것이다. 조릿대는 어떤 산에든 자생하고 있는데, 특히 여린 잎이 좋다. 어떤 곳에서는 '산나물의 왕자'라는 별명이 붙을 정도로 인기가 있는 건강식이다. 잎 끝이 말린 싹은, 튀김, 국물, 깨소금을 넣고 무친 나물 등, 다양한 음식으로 활용된다. 특히 고혈압을 위해서는 여린 잎을 따서 말려, 이것을 차 형태로 해서 수시로 복용하면 상당한 효과를 기대할 수 있을 것이다. 긴장이나 초조감 등으로 날카로워진 뇌신경에 효과가 나타나 그 상승적 복합효과가 고혈압에도 영향을 미치기 때문이다(5장 28, 6장 9를 참조).

기타 효용 : 불면증에 좋다.

18) 푸른 즙과 벌꿀의 혼합 주스

감나무 잎(말린 잎이라도 좋다) 3~5장과 당근, 질경이 그외에 싱싱한 야채라면 어떤 것이나 좋으므로 그것들을 제각기 적당량에다 벌꿀과 쌀초를 각각 한 스푼씩과 2컵 정도의 물을 넣어서 믹서에다 갈아 주스를 만들어, 이것을 그대로 매일 아침 마시는 것이다.

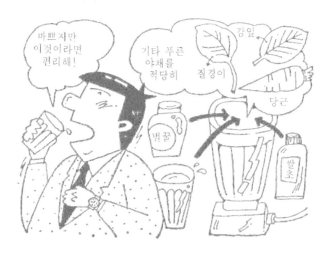

1개월 정도 계속해서 복용하면 어지간히 높았던 혈압도 정상으로 되돌아올 것이다. 불가피한 사정으로 인해서 며칠쯤 복용할 수 없게 되더라도, 한 번 마셨던 것의 효용이 거의 5~7일쯤 지속되므로 오랫동안만 아니면 효용에는 별다른 큰 차이가 없을 것이다. 바쁜 현대인들에게 적절한 음료가 되지 않을까 한다.

19) 계란초

　초(순수한 것) 한 컵에, 계란 한 개를 껍질째로 넣어 3일쯤 담가둔다. 그런 상태로 두면 껍질이 초로 인해 부드러워진다. 그러면 초와 달걀을 합께 짜서 즙을 만든다. 이렇게 해서 만들어진 계란초 즙에 4~5컵의 물을 부어서 회석해 두었다가, 먹을 때마다 벌꿀을 조금씩 넣어서 하루 한 컵씩 마신다. 이 방법을 1개월 남짓 계속하게 되면 서서히 그 효과가 나타나게 된다(5장 31, 6장12를 참조).

20) 양파 껍질 달인 물

　우리가 흔히 버리는, 양파를 싸고 있는 가장 바깥쪽의 다색의 껍질을 모아서 말려 두었다가 필요할 때 한 줌의 분량에다 적당량의 물을 붓고 물이 반이 될 때까지 달여서 매일 마시는 것이다. 끈기 있게 계속 마시게 되면 확실히 효과가 나타날 것이다. 또 양파는 날것을 샐러드 형식으로 해서 먹으면 효과가 더 촉진된다.

21) 포도와 붉은 차조기 절임

깨끗하게 씻은 포도와 벌꿀, 붉은 차조기를 차례로 용기에 넣은 다음 봉해 둔다. 그렇게 해서 2주일~1개월쯤 지나 그것을 헝겊 주머니 등을 이용해서 거르면, 아름답고 빨간 포도즙을 얻을 수 있게 된다. 이것을 매일 식후 3회 반 컵 정도씩 마신다. 곧 혈압이 안정되는 것을 자각할 수 있을 것이다.

22) 곤약 요리

직접 곤약을 만들 때는 메밀 겨의 재로 응고시키면, 고혈압의 약용 식품이 된다(2장 63을 참조).

23) 삼백초 달인 물

많은 병에 효과가 있는 것으로 알려져 있는 이것은 물론 고혈압의 특효약으로서도 옛날부터 사용되고 있다(2장 60과 104, 3장 42와 64, 5장 25, 6장 27, 9장 18과 33을 참조).

기타 효용 : 심장병, 신장병, 부인병, 피부병, 변비 등. 그 톡 쏘는 냄새는 데카노일아세트 알데히드로서 이것이 발군의 항균력을 가지고 있기 때문에 무좀, 음부나 샅에 생기는 홍색 습진, 백선(白癬) 이외에 치질에도 효과를 발휘한다.

24) 민들레 달인 물

달여서 먹는 것 외에도 민들레를 데쳐서 먹는 방법도 효과적이다(2장 4와 89를 참조).

25) 철쭉 달인 물

철쭉 잎 5~7장을 1.8리터의 물을 넣고, 이것이 한 컵 정도의 분량이 될 때까지 달여서 마신다. 하루 한 번 마시고 다음날은 혈압을 체크하는 것을 잊어서는 안 된다. 일시에 많이 복용하면 빈혈을 초래하므로 충분히 주의해야 한다.

26) 말린 감차

감나무의 잎을 달여서 이것을 물 대신으로 마시는 것이다. 도중에 중단하는 일 없이 끈기 있게 계속해야 한다(11장 3을 참조).

27) 날감의 떫은 즙

2~3년 사이에 뇌일혈 등으로 쓰러졌던 경험이 있는 사람이라면 날감의 떫은 즙을 마시면 좋을 것이다. 날감을 갈아,

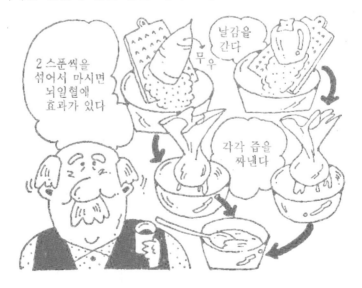

가제 등으로 걸러서 만들어진 즙 2스푼에다 무즙 2스푼을 섞어서 1회의 분량으로 해서 그것을 하루에 2~3회씩 마신다. 일단 1주일을 마시고 그 다음 1주일은 거르는 식으로, 즉 격주제로 되풀이해 가면 점점 좋아질 것이다.

28) 무말랭이 달인 물

무말랭이 한 움큼 정도를 적당량의 물을 넣어 그 분량이 절반이 될 정도로 끓인다. 이 물을 매일 1컵 정도씩 마시면 효과가 있다.

29) 우슬차

쇠무릎지기라고도 부르는 이것은 어디에서나 흔히 볼 수 있는 잡초이다. 최근에 중국에서도 이 우슬을 뿌리째 뽑아 햇볕에 말린 다음 잘게 썰어 차와 같이 이용하고 있다고 한다. 임산부는 피하는 것이 좋고, 그 외에 동맥경화 등 혈관에 이상이 있는 경우에는 모두 잘 듣는 대표적 민간요법의 약재라고 할 수 있다.

기타 효용 : 요통, 음위(陰痿), 배뇨 곤란, 트리코모나스질염 등에 효험이 있다.

30) 반하(半夏)를 달인 물

어느 곳에서나 번식력이 좋아서 쉽게 구할 수 있는 만큼 널리 알려져 있는 것이다. 겉껍질을 솔로 깨끗하게 긁어낸 뿌리를 하루는 진한 소금물에 담가 두었다가 다음 날은 다시 하루쯤 맑은 물에 담갔다가 헹구어 내면 떫은맛을 제거할 수 있다. 떫은맛을 완전히 없애버리지 않고 사용하면 오히려 설사, 복통, 뇌신경의 마비를 일으킬 우려가 있으니 유념해야 한다. 그렇게 완전히 떫은맛을 우려낸 다음 햇볕에 말린다. 떫은맛을 잘 우려낸 것일수록 빛깔이 희다. 적당량의 물을 넣어 그 물이 절반 정도로 줄어들 때까지 달인다. 그렇게 해서 마시면 고혈압, 중풍 등에 강력한 효과를 나타낼 것이다(제10장 16을 참조).

기타 효용 : 심장에도 좋으므로 고혈압 환자에겐 더할 나위 없이 좋고, 기타 신경증, 바세도씨병, 음위 등에 약효가 있다.

31) 뽕나무차

계속해서 마시게 되면 정혈작용으로 고혈압, 동맥 경화, 중풍에 효과가 있다고 한다(1장 71을 참조).

32) 누에 분(糞)

3~4월경의 뽕나무 어린잎을 먹은 누에의 분이 고혈압이나 동맥경화에 효과적이라고 한다. 여기에 같은 분량의 술을 넣어 이틀쯤 두었다가 술과 분이 잘 섞인 것을 그늘에서 잘 말린다. 말린 것을 갈아서 분말로 만들어 매일 식후 2분의 1스푼 정도를 먹기 좋게 오블라트에 싸서 복용하면 천천히 효과

가 나타나기 시작한다.

33) 쑥을 달인 물

쑥의 칼륨이 염분 성분의 배설을 촉진하여, 동맥 경화의 위험성을 제지시켜준다. 끈기 있게 계속해서 복용하면, 조금씩 병의 차도가 있을 것이다(1장 54, 6장 50을 참조).

34) 전단초(백단향의 별명) 달인 물

그늘에서 말린 전단초 한 움큼 정도에다 3컵의 물을 넣어 차색이 될 때까지 달인 것을 식사 때마다 복용하면 동맥경화, 고혈압 등에 좋은 결과를 나타낸다.

35) 녹미채와 다시마 요리

해초에 많이 함유되어 있는 요오드는 동맥경화를 예방하고 병의 차도를 있게 하며, 혈액 중의 과잉된 중성 지방이나 나쁜 콜레스테롤을 제거해주는 역할을 한다. 뿐만 아니라 칼슘도 다량 함유되어 있는 강한 알칼리성 식품으로 섬유질도 많고, 변비도 해소시켜주고, 뇌일혈의 위험도 사전에 예방해준다. 그래서 잘게 썬 다시마와 녹미채 튀김을 얇게 썬 것에다 간장을 살짝 가미해 끓인 것을 상식하면 서서히 그 효과가 나타난다. 여기에 콩이나 곤약을 잘게 썬 것을 더하면 완벽하다 (3장 12, 6장 53, 9장23을 참조).

36) 매실의 씨와 등 푸른 생선과 꽁보리밥

살구 씨의 액즙을 제암제나 혈압안정제로서 사용하는 예가 있는데 매실이 그 씨의 성분과 유사하기 때문에 이용하도록 하고, 고등어, 정어리, 꽁치 등 등 푸른 생선들은 피를 나쁘게 하지 않으며 에이코사펜타엔산의 활동이 강력하여 나쁜 콜레스테롤을 줄여서 중성지방까지도 내려주므로 애용하는 것이 좋을 것이다. 값도 쌀 뿐만 아니라 스태미나가 생기고 지구력이 붙는다는 점에서도 일반 육류와 다르다. 거기에 가끔씩 꽁보리밥을 곁들이면 금상첨화이다. 이런 것들을 꾸준히 이용하면 고혈압에도 상당한 효과가 있을 것이다.

37) 뱀딸기

뱀딸기라고 하면, 일반적으로 그 이름에서 풍겨지는 이미지처럼 독초가 아닌가 하고 생각하겠지만 실제로는 그렇지 않다. 혈압 안정의 묘약으로서 옛날부터 산간벽지 사람들은 이것을 먹었던 것 같다. 산뿐만 아니고 들녘의 어느 곳 모퉁이에서나 빨간 열매를 드러내고 있는 뱀딸기를 흔하게 발견할 수 있을 것이므로 이용하도록 하면 좋을 것이다.

38) 회화나무 달인 물

주변에서 흔히 볼 수 있는 것들 중 한 가지가 이 회화나무이다. 이 나무의 꽃과 잎은 약재로 사용하는데, 그 이유는 잎이나 열매에는 루틴 함유량이 대단히 많기 때문에 이것이 고혈압이나 중풍을 치료하고, 예방하는 작용을 하기 때문이다.

이 회화나무를 물이 반으로 줄 때까지 달여 매일 복용하면 고혈압, 동맥경화, 중풍의 약이 된다. 겨울철의 나뭇잎이라도 좋지만 꽃봉오리나 어린 열매에 특히 루틴의 함유량이 많으므로, 적절한 시기에 그것을 채취해 놓는 것도 하나의 지혜가 될 것이다.

기타 효용 : 지혈작용이 강해서 치질로 인한 출혈, 혈변, 혈뇨에 유효하지만, 치질, 혈변, 혈뇨 때는 특히 근본적인치료가 요구되므로 의사의 진단을 받는 게 현명하다. 중국에서는 아이들이 코피가 나면 곧 회화나무 잎을 씹어서 코를 막는다고 한다. 이렇게 하면 코피가 곧 멈추기 때문이다.

심장병에 걸렸을 때

39) 샐러리 볶음

중국에서는 돼지의 심장, 민들레 뿌리, 샐러리를 참기름으로 볶은 한 접시의 음식이 심장병의 치료식이 되기도 한다. 샐러리 주스나 생식을 겸하면 위험한 수준의 고혈압이 눈에 띄게 내려가는 것을 알 수 있으며 심장에도 자신을 가질 수 있게 된다. 샐러리는 칼슘 냄새가 강하므로, 먹기 힘들다고 하는 사람은 후추를 뿌려서 먹으면 괜찮을 것이다. 검은 후추를 사용하면 고혈압인 사람에게 있어서 가장 나쁜 변비도 치유된다. 변비가 심해지면 뇌일혈의 위험도 증가한다(3장 11, 8장 48을 참조).

40) 선인장 즙

강판에 간 선인장의 즙을 한 스푼씩 매일 식후 하루 3회를 적량으로 한다. 이것이 심장병의 묘약이다(2장 40, 4장 38을 참조).

기타 효용 : 위통, 각기, 천식에도 효과가 있다.

41) 닭의장풀 즙

습한 곳에서 군생하는 식물이다. 가장 쉽게 이용할 수 있는 방법은 나물로 만들어서 먹는 것이다. 무침, 된장국 건더기로 하거나 실국수의 양념으로 이용해서 먹어도 좋지만 즙을 내서 한 스푼씩 아침저녁 2회 복용하면 심장병에 대단한 효과가 있을 것이다.

기타 효용 : 류머티즘에도 잘 듣는다.

42) 삼백초 달인 물

삼백초는 어디에서든 나는 약초이다. 이 잎 한 줌에다 적당량의 물을 부어서 물이 반으로 줄도록 끓여 그 물을 하루에 수차례씩 복용하면 심장병에 효과가 크다(2장 60과 104, 3장 23과 64, 5장 25, 6장 27, 9장 18을 참조).

기타 효용 : 두통에도 효과가 즉각적으로 나타난다.

43) 질경이차

매일의 연용으로 혈압이 안정되어 심장의 압박이 줄어든다. 그 결과, 누구든지 알 수 있는 일이지만, 중노동에서 해방된

심장은 인간의 자연치유능력의 작용으로 정상을 향해서 가게
된다(1장 48, 11장 27을 참조).

기타 효용 : 류머티즘에도 효과가 있다.

44) 은방울꽃 뿌리 달인 물

은방울꽃의 잔뿌리를 떼어내고 크게 토막을 쳐서 햇볕에 말
린다. 잘 말린 것에 물을 붓고 그 분량이 반 정도로 줄어들
때까지 끓인다. 아침저녁 반 컵씩 먹게 되면 좋지
않던 심장이 정상으로 돌아간다. 이렇듯 잘
이용하면 훌륭한 약초가 되지만, 장난삼아 잘못 먹고
죽은 예도 있으므로 각별히 주의해서 이용해야 한다. 일반
적으로 이용하기보다는 전문적인 사람의 도움을 받아서
이용하는 것이 현명하지 않을까 싶다.

45) 산사나무 달인 물

강한 보트카를 마실 때는 산사나무의 열매가 안주로 따라다
닌다. 심장을 지키기 위한 것뿐만이 아니라, 위나 간장의 강
화를 위한 것이기도 하기 때문이다. 원래 산사나무는 중국이
원산지이다(3장 9를 참조).

46) 사과를 검게 쪄서 구운 것

사과를 세로로 여러 조각을 내서 이것을 뚝배기 따위에 넣
어, 3시간 쯤 약한 불로 찌듯이 굽는다. 뚜껑 틈으로 연기가
나오지 않게 되면 불에서 내려, 충분히 식힌 다음에 빻아서

분말을 만든다. 그렇게 해서 다 되면 병에 넣어서 보존한다. 이것을 한 번에 귀이개로 퍼서 2개 정도를 식간에 복용하는 것을 2주~1개월 정도 계속 하면 약한 심장도 튼튼해진다.

47) 계란 기름

한 번에 한 스푼씩 하루 두 번 정도로 계속 복용하면 심장 병뿐만 아니라, 피로 회복에도 도움이 된다(제2장 77을 참조).

48) 가지 꼭지를 달인 물

그늘에서 말린 가지 꼭지 10개 정도를 5컵 정도의 물에 넣고 중불에서 20분 정도 끓인 것을 매 식전에 한 컵씩 마신다. 한두 달 지나면 압박해오던 심장도 나아질 것이다(5장 49와 53, 9장 37을 참조).

49) 연뿌리 주스

좋은 부분은 삶거나 요리를 만들고, 줄기로는 주스를 만들어 매 식전 한 스푼씩 마신다. 심근(心筋)의 확장에 필요한 칼륨이 풍부한 연뿌리 주스는 병이 회복되었다고 생각되어도 재발을 막기 위해서 계속 복용하도록 한다.

머지않아 심장병 따위는 걱정하지 않아도 좋을 체질로 개선되어 있게 된다.

50) 콩 초절임

콩을 물에 담가 잘 불려서 프라이팬에서 볶는다. 이것을 병에 넣고 순수한 쌀초와 벌꿀을 넣어 1~2주간 그대로 두고 잘 섞이도록 한다. 그래서 이 콩을 매일 5~10개 정도 먹다 보면 심장병의 괴로움은 자신도 모르게 점점 잊게 될 것이다. 초도 한 스푼씩 매 식전에 마시게 되면 효과는 배가할 것이다. 이 초절임을 할 때의 요령은 물에 불린 콩 한 컵에 대해서 초도 한 컵, 그리고 벌꿀은 2스푼 정도를 넣으면 된다. 이 초절임은 냉장고에 넣어 두면 1년 정도는 충분히 유지된다(6장 30을 참조).

51) 칡을 달인 물

추위가 심장을 파고드는 계절에는 매일 양파를 먹는 것이 효과적이다. 껍질을 벗겨서 물에 헹구지 말고, 잘게 썰어 날로 먹는 것이다. 그런데 가을부터 봄까지 양파를 먹으면서 챙겨두어야 할 일이 있다. 칡뿌리를 채취하는 것이다. 이것은 심장병을 치유하는 데 대단히 효과적이다. 칡뿌리는 산야에서 얼마든지 볼 수 있는 덩굴 식물로 잎이나 줄기에 털이 밀생해 있다. 가을이 되면 진보라색의 열매를 맺는 식물인데, 특히 이 시기의 뿌리에는 트리로빈, 이소트리로빈 성분이 다량 함유되어 있기 때문에 가을에 채취하는 것이 효력이 뛰어난다. 이것을 캐어 잔뿌리를 제외하고, 뭉텅뭉텅 토막 내서 햇볕에 말린다. 이것을 한 줌 정도 적당량의 물을 붓고 물이 반이 될 때까지 끓여, 그 물을 매일 1~2스푼씩 계속해서 복용하는 것이다. 스스로 느낄 수 있을 정도로 점점 심장이 튼튼해질 것이다.

기타 효용 : 이뇨작용이 있으므로 부종이 없어지고 심장병 이외에 감기 치료제로서 이용된다.

52) 냉찜질과 온찜질, 당근이나 양파의 주스

한방에서는 심장병이 발병하는 원인은 대부분 다른 병으로부터 연유하는 것이라 한다. 그래서 인간에게 있어서 가장 중요한 내장의 하나이므로 철저한 치료를 하기 위해서는 전문가에 의한 치료와 함께 완전한 체질 개선을 꾀할 필요가 있다. 그런데 그 치료 기간 사이에도 심장에 이상이 생겨서 쓰러지는 사태도 생각할 수 있으므로 그런 때를 대비한 응급처치 방법을 소개한다. 괴로워하며 쓰러지면 곧장 위를 보고 눕게 하고, 물수건으로 우선 심장을 차게 하는 것이다.

그와 동시에 오른쪽 옆구리로부터 간장까지 따뜻하게 해준다. 심장은 왼쪽이므로 냉온 처치를 틀리지 않도록 해야 한다. 심장부를 강타 당했을 때도 그와 같이 하면 응급처치가 되지만 발작이 심해지고 구역질을 할 때가 있어도 절대 엎드리게 하는 일만은 하지 않도록 한다. 어쩔 수 없이 엎드려 있을 때에는 한 손으로 이마를 떠받치고, 또 한 손으로 등을 문지르면 낫는다.

심장병으로 쓰러졌을 때 엎드린 상태로 깜빡 잊고 그대로 두면, 그 압박으로 인해 심장이 멈춰 버리게 되는 일도 있다. 따라서 어디까지나 위를 향해 눕게 하는 것이 철칙이며, 얼굴만은 옆을 향하게 해두면 구토물에 의한 질식은 막을 수 있다. 그리고 상반신은 좀 높이는 편이 좋다. 물론 옷은 느슨하게 풀어주고 실내의 보온에 주의를 기울여야 하는 것도 중요한 일이다.

또 발작이 일어날 때는 그 고통스러움으로 날뛸 때 위쪽을 향해 누운 자세가 좋다고 해서 무리하게 누르고 있으면 역효과가 발생할 수 있으므로 주의해야 한다. 완전히 엎드리지 않는 한, 몸을 굽히거나 새우처럼 구부린 자세로 있다고 하더라도 어느 정도까지는 허용하도록 한다. 그 편이 본인에게 있어서 가장 편한 자세이기 때문이다. 온찜질과 냉찜질로 발작이 일단 진정되면 당근이나 양파 주스를 먹이면 잠간 동안은 안정시킬 수 있다. 이상이 응급처치 방법인데 의사가 달려오는 사이 멍청히 방관만 하고 있을 수는 없으므로 알아두면 도움이 될 것이다.

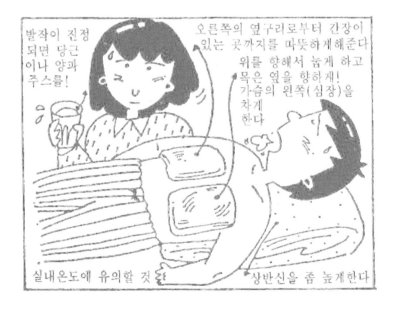

53) 말린 새우

새우를 거의 날마다 먹다시피 하면 저혈압이 치유된다. 그것을 상식함으로써 체질 개선이 이루어지기 때문이다. 반드시 값비싼 새우가 아니더라도 값싸고 싱싱한 새우를 늘 먹음으로써 효과가 생기는 것이다. 새우의 뇌는 옛날부터 강정제로서도 귀중하게 취급되어 왔다. 몸의 건강을 위해서는 값비싼 왕새우를 가끔씩 먹는 것보다는 작은 새우를 통째 계속해서 먹는 편이 훨씬 좋다. 여성은 이것이 저혈압이나 냉증에 좋다는 것을 본능적으로 알고 있는 것인지 새우를 싫어하는 여자는 드문 것 같다.

원래 저혈압은 유전적인 요소가 강한 증상이다. 저혈압은 최고혈압이 90이하의 경우로 보는 것이 일반적이다. 일반적으로 세균감염의 저항력이 약하고, 또 심부전(心不全)을 일으키기 쉽지만, 동맥 경화를 일으키는 일이 적으므로 정상인 혈압의 사람보다도 장수의 경향이 있다. 한편 빈혈이라는 것은 적혈구수, 또는 혈색소가 감소하는 것을 말하며, 빈혈의 상태에서는 산소를 충분히 운반할 수 없으므로 심장이 정상인보다 더 많은 운동을 하여 부담이 생기고, 심장병을 일으키기 쉽다. 그러나 빈혈의 경우는 원인이 여러 가지로 다양하므로 나중에 소개하는 약용 음식에 의해서 효과를 얻을 수 없을 때에는 반드시 그 원인을 규명하기 위해 의사와 상의하여야 한다.

저혈압과 빈혈과는 이 정도의 차이가 있으므로 오인하는 일이 없도록 한다.

기타 효용 : 히스테리나 눈, 이, 하반신 강화에 좋다.

54) 쑥 경단과 쑥을 달인 물

가능하면 자기 집에서 직접 만든 경단에다 벌꿀을 묻혀 먹으면, 저혈압은 물론 냉증에도 효과가 있다. 또 쑥을 말려서 한 줌 정도를 달여 이것을 하루 두 번에 나누어서 복용하는 것도 좋을 것이다. 목욕탕에 들어갈 때는 이 쑥을 달인 물을 한 컵 쯤 넣으면 상승효과가 작용하여 냉증에도 효과적이다(1 장 54, 3장 33, 6장 50을 참조).

55) 목이버섯

저혈압에 효과가 있다. 수프, 갈은 것, 끓인 것, 샐러드 등으로 많이 활용되는 식품으로 산전산후의 빈혈 때는 특히 권하고 싶은 것이다(2장 20과 66, 5장 35를 참조).

56) 자소 잎과 파슬리와 시금치

자소 잎과 파슬리의 철분 함유량은 상당한 편이다. 예를 들면 100g 중의 자소 잎의 철분 함유량은 10.1mg, 파슬리는 7.5mg 정도이다. 예로부터 빈혈인 사람에게는 시금치가 좋다고 알려져 왔다.

이것은 근거가 있는 말로서, 시금치의 철분함유량은 100g 중 3.3mg 정도이다. 게다가 카로틴의 함유량이 뛰어나 비타민A의 효력이 뛰어나다. 자소의 잎과 파슬리와 시금치가 빈혈에 좋다는 것은 새삼 말할 필요조차 없다. 이것을 주스로 만들어 매일 한 컵 복용하면 빈혈의 묘약으로서 확실히 작용하는 것은 의심의 여지가 없다.

57) 자소주

깨끗하게 씻은 자소 잎을 그늘에서 말린다. 잘 말린 것을 병에 넣고 그 위에다 벌꿀과 소주를 넣은 다음 3개월쯤 담가 둔다. 이것을 취침 전에 2~3스푼 계속해서 먹게 되면 어느 사이에 빈혈은 자취를 감추게 될 것이다(1장 72를 참조).

58) 간장에 담근 자소 이삭

자소의 이삭을 열매가 영글지 않았을 때에 따서 깨끗하게 씻어 건조시킨다. 그리고는 훑어서 꽃을 따서 병에 채우고 간장을 뿌려 뚜껑을 덮고 며칠 그대로 두는 것이다. 이것을 식사를 할 때라든지 차를 마실 때 등 기회가 있을 때마다 집어 먹기를 계속하게 되면 그 동안에 빈혈이 없어져버린다.

59) 팥

팥은 혈액을 증가시키는 철분과 함께, 비타민B_1이 많이 함유되어 있으므로 빈혈에는 대단한 효력을 발휘한다.

삶은 팥은 그것대로, 삶은 국물도 국물대로 한 주에 여러 차례 마시도록 한다. 이때 벌꿀을 조금 넣으면 먹기 쉽다. 동짓날처럼 날을 정해 팥죽이나 팥밥을 먹는 풍습은 풍습적인 면을 떠나서 우리의 몸에도 합리적인 것이 아닐까 싶다(2장 97을 참조).

60) 삶은 호박과 당근 생식

적혈구의 헤모그로빈이 감소되면 빈혈이 되기 쉽다. 그것은 철분과 단백질 부족으로 인한 것이다. 그러므로 그것을 예방하기 위해서 호박이나 당근을 먹는 것도 한 방편이다. 호박에는 카로틴이 풍부하므로 대부분 씨까지도 활용한다. 특히 어떤 종류의 호박 속에는 100g 중에 5,000IU나 되는 카로틴이 포함되어 있으므로 영양면에서도 뛰어나다. 또 당근에는 카로틴 함유량도 보통의 경우 100g 중에 4,000IU, 색이 진한 것은 10,000IU나 되는 분량이 함유되어 있다.

61) 황벽나무와 창포 달인 물

빈혈인 사람은 황벽나무(2장 56을 참조) 껍질과 열매, 창포는 줄기와 뿌리를 채취하여 이것에다 물을 붓고 그 물이 반이 될 정도로 달여서 복용한다. 황벽나무, 창포는 각각 반반씩의 분량으로 해서 함께 달여, 복용할 때는 반 컵 정도를 매번의 식사 사이에 먹는 것과 병용해서 복용하면 뜻밖의 효과에 놀랄 것이다.

62) 간 구이

철이나 비타민의 공급원으로서 간장의 활동을 돕고 빈혈을 고친다. 닭의 내장이나, 생선의 내장에도 같은 성분이 들어 있으므로 기호에 따라 선택한다(9장 3을 참조).

63) 간장을 탄 엽차

뜨거운 엽차 반 컵 분량에다 반 스푼의 간장을 탄 것을 매일 3회, 2스푼씩 마시면, 빈혈에 뛰어난 효과가 있다.

64) 삼백초 달인 물

이 물을 매일 아침 한 컵씩 마시게 되면 빈혈에 커다란 효과가 있다(2장 60과 104, 3장 23, 5장 25, 6장 27, 9장 18과 33을 참조).

65) 월귤주

월귤의 열매는 크기는 팥알만하고 빛깔은 붉어서 마치 작은 복숭아 같은 느낌을 주며 이것이 빈혈기가 있는 여성에게는 대단히 좋다. 월귤주라고 하면 꽤 고급인 과실주 축에 들며 그 맛 또한 뛰어나다. 월귤주를 담그는 방법은 열매 500g 정도에다 소주 1.8리터를 부어 담근다. 신맛을 싫어하는 사람은 설탕을 넣을 경우 300g 정도를 넣는다. 1개월 쯤 지나면 마실 수 있는데, 아침저녁으로 2~3스푼 정도씩 마신다. 이 월귤을 가지째로 채취해서 담그면 효과가 배증한다.

66) 컴프리 녹즙

컴프리는 대지의 우유라고까지 불리어진다. 그 이유는 컴프리에 비타민군, 미네랄, 칼슘의 함유량이 우유 이상으로 들어 있고 그 정도로 큰 효과가 있는 약초라는 뜻이다. 그 증거로 빈혈뿐만이 아니라 강간(强肝), 강정, 증혈(增血), 신경통, 음위, 당뇨병 등 이루 헤아릴 수없을 정도로 많은 병에 뛰어난 약효를 가지고 있다고 해도 과언이 아닐 것이다.

이 컴프리에는 비타민 B_{12}와 알란토인이 함유되어 있는데 이것이 악성 빈혈에 대단한 효과를 나타낸다. 그래서 이것을 녹즙으로 만들어 1스푼씩 매일 연용하면 상당히 짧은 시간 동안에 빈혈이 치유된다. 나물, 튀김 등으로 조리해서 먹는 방법도 있으므로 즙을 내서 먹는 방법 이외에도 이렇게 다양한 방법으로 이용해보면 좋을 것이다.

기타 효용 : 눈의 피로, 숙취, 위장병에도 약효가 있다.

67) 해삼, 전복

해삼, 전복에는 모두 담즙 성분인 타우린이 많이 들어 있어, 빈혈을 예방하고 치유하며 간장의 활동까지도 원활하게 한다. 굳이 해삼이나 전복으로 한정하지 않아도 조개류에도 그 작용이 있으므로 일상생활에서는 값싸고 손쉽게 구할 수 있는 것을 많이 먹도록 한다(3장 13을 참조).

68) 사프란주

가을에서부터 겨울 사이에 걸쳐서 꽃이 피는데 노란색의 암

술머리 3개와 6개의 연보라색 꽃잎을 가지고 있다. 먹을 경우에는 향기는 매우 좋지만 쓴맛이 난다. 이 사프란의 꽃은 거의 건위제로서 사용되고 있지만, 이 꽃을 차 스푼 한 개 정도의 분량에다 정종을 5컵 정도 부어서 1주일 정도 둔 것이 저혈압에도 효과가 생긴다. 매일 자기 전에 한 스푼씩 먹는 것을 원칙으로 한다.

69) 상치

상치에는 철분이 많이 함유되어 있으므로 증혈을 돕고 저혈압에 유용하다. 된장이나 다른 양념을 이용하여 상치 쌈을 자주 해 먹는 것이 대단히 좋은 방법이다. 해삼이나 전복(3장 67을 참조), 파슬리나 샐러리(3장 11을 참조)의 상식도 효과가 있다.

70) 달팽이

혈액은 골수에서 만들어지는데, 이것을 강화하기 위해선 달팽이의 칼슘이 대단히 효과가 있다. 이 달팽이만으로 빈혈이 해소되지 않을 때는 골분(2장 22, 9장 12를 참조)을 이용해 보도록 한다(2장 67, 6장 47, 8장 1을 참조).

4장

외상, 타박상, 염좌, 화상 등의 이상

타박상, 염좌(捻挫 : 관절을 삐는 것), 화상이나 외상을 입었을 때는 즉시 병원 등을 찾아가서 확실하게 치료를 받아야 하지만 그렇게 위급하지 않을 때는 우선은 응급처치를 한 뒤에 병원에 가면 전문적인 치료를 받는 데 크게 도움이 될 뿐만 아니라 쉽게 일이 수습될 수 있다. 또는 병원에까지 갈 정도는 아닌 가벼운 증상일 때는 그냥 집에서 치료를 하도록 한다. 그럴 때 누구든지 신변 가까이에 있는 것으로 안전한 치료를 해야겠다고 생각하지만 과학 약품보다는 사용해도 뒤탈이 없고 그러면서 곧 약효가 나타나는 것이 있었으면 하는 생각하는 것이 일반적이다. 어린아이가 사고를 당했을 경우 더욱 그런 생각이 간절할 것이다. 그러면 그 방법은….

칼에 벤 상처나 찔린 상처, 찰상(擦傷), 가시에 찔렸거나, 벌레나 뱀 등에 물렸을 때

1) 검은 참깨 빻은 것
검은 참깨가 없으면 일반적인 참깨나 흰 참깨도 상관없다.

볶지 않은 참깨를 한참 빻아 이것이 약간 끈적거리기 시작하면, 조금씩 상처에 바르기만 해도 즉효가 있다. 옛날에는 아기를 낳은 후에, 산파가 산모의 상처투성이의 거친 질의 염증을 치료하기 위해 질도에 참기름을 발라주었던 것이다. 같은 이유로 치질에도 효과가 있으므로 고통을 받고 있는 사람은 시험해 볼 가치가 있다.

기타 효용 : 먹으면 참깨의 리놀산이 악성 콜레스테롤을 감소시키고 혈액을 정화시켜주므로 젊음을 유지하는 데 효과적이다. 여성이 상식하면 난소를 성숙시켜서 성적으로 활발해진다. 또 남녀 모두 하반신의 털이 적은 사람은 문질러 바르며 끈질기게 마사지를 계속하면 곧 많아지게 될 것이다.

2) 말고기 기름

말고기의 기름은 스테로이드제 그 자체이다. 스테로이드제는 화상, 난증(難症) 켈로이드의 특효약이다. 이것을 얇게 저며 내어 환부에 붙이고 위에 붕대로 움직이지 않게 고정시켜 두면 염증 부위의 열이 없어지고, 살갗이 벌겋게 벗겨진 상처에 부드럽게 효과를 나타낸다. 말고기를 취급하는 정육점이나 요리점에서 구입할 수 있을 것이다. 이 지방은 살코기 부분과 달라 부패할 우려는 거의 없다. 사용한 기름은 냉장고에 보관하면 5~6회 정도는 다시 사용할 수 있으므로 편리한 약이다(4장 30을 참조).

3) 쇠뜨기 생잎

피부의 염증, 옻이 오른 데, 벤 상처 등에는 쇠뜨기의 생잎을 비벼서 바르면 효과가 나타난다. 뱀밥은 알아도 쇠뜨기는 모르는 사람이 많으리라고 생각되는데 옛날에는 이것으로 임질을 고쳤다고 하는 기록이 있을 정도로 효과가 있는 약초이다(1장 69, 5장 29, 8장 10을 참조).

4) 양치의 일종을 달인 물

독충에 물린 경우라면, 바르는 즉시 통증이 가신다. 칼 등으로 벤 상처, 동창(凍瘡), 튼 살갗 등 피부의 상처에는 대단히 효과가 있는 약초이다.

5) 삼백초 생잎

모기에 물렸을 경우에 삼백초의 잎을 비벼서 문지르듯이 바르면, 가려움 따위는 곧 없어져 버린다. 독충에 물렸을 경우에는 싱싱한 풀 등을 바르면 꽤 효과가 있는데 간혹 몸에 안 맞는 경우도 있다. 그런데 삼백초는 그럴 염려도 없고 누구에게나 적용되는 약초이므로 향기나 겉보기와 달리 매우 안심하고 이용할 수 있다. 그러므로 아이들에게도 이런 지혜를 가르쳐주면 학교 등의 교외 활동 때 종기, 벤 상처, 찰상 등이 생겼을 때 당황하지 않고 현명하게 대처할 수 있을 것이다(2장 60, 4장 12, 5장 25, 9장 22를 참조).

기타 효용 : 여드름, 치질의 통증에는 사용하기 전에 우선 팔의 안쪽에 시험해보고, 별 이상이 없으면 활용한다.

6) 된장과 삼백초

옛날에는 가벼운 상처나 화상에는, 간장이나 된장을 발라서 화농을 방지했었다. 간장이나 된장의 살균작용을 응용한 것이다. 지방에 따라서는 삼백초의 잎에 된장을 발라서 그것을 상처에 대고 붕대를 감아 응급처치를 하는 곳도 있다. 하루 한 번은 이것을 발라서 대도록 하는데 치유되는 속도가 의외로 빠를 것이다.

7) 부추의 빨아내기

가시에 찔리면 부추의 잎을 짓이겨서 붙인다. 이것을 4~5회 되풀이하다 보면 박혔던 가시가 신기하게도 머리를 드러내 보이기 시작한다. 그렇게 되면 가시를 족집게로 뽑아내고 그 자리에 된장이나 간장을 문지르듯이 발라두면 곪지 않고 깨끗이 낫는다. 시골에서 텃밭에 부추를 심어 놓고 상용하는 것은 쉽게 볼 수 있다. 상처가 나거나 가시 등에 찔리는 일 등이 다반사로 익어가는 생활 속에서 손쉽게 활용할 수 있는, 약으로서의 기능뿐만 아니라 먹음으로써 건강까지 유지시켜 주는 역할을 하는 명약이다.

8) 소금으로 잘 문지른 부추

칼날 등으로 상처를 입고 심한 출혈이 생겼을 때는 부추를 소금으로 잘 비벼, 그것을 상처에 대고 붕대를 감아둔다. 한 순간은 쓰리고 통증을 느끼겠지만 상처의 회복이 빠르다. 그 이유는 소염, 해열, 지혈, 세균작용이 뛰어나기 때문이다.

9) 무의 생잎

벤 상처일 때 무청을 짓이겨서 바르면, 화농을 막아주는 것은 물론 벤 자리를 빨리 아물게 하고 치유해준다. 기타 쑥, 머위, 닭의장풀 등, 싱싱한 잎이면 효력을 발휘한다.

10) 소철나무 잎

바늘 따위를 밟아 찔렸을 경우에 우선, 소철의 잎을 바삭바삭 소리가 날 정도까지 잘 말렸다가 검게 될 때까지 불에 쐬여 분말로 만든다. 밥알에 이것을 잘 섞어서 헝겊에 펴서 바른 다음 상처에 붙이면 곪는 일이 없이 깨끗하고 빨리 낫는다. 곪았을 때는 헝겊의 중앙에 작은 구멍을 뚫어 그쪽으로 고름이 나오도록 한다.

11) 털머위 잎으로 가시 빼기

털머위는 독의 배출에는 강렬한 작용을 하는 식물이다. 그러므로 상처가 난 뒤에 고름이 생기거나 했을 때, 이 생잎을 비벼서 붙이면 고름을 빨아낸다. 독충에게 물린 상처에도 좋고, 가시에 찔려 곪으면 비벼서 잎을 붙인다. 환부가 손가락 끝일 때는 붕대로 싸준다. 환부에 붙였던 잎이 열로 인해 마르게 되면 다시 갈아야 하는데, 그러는 동안에 고름과 함께 가시까지 빠져 버린다.

외상, 타박상, 염좌, 화상 등의 이상 **155**

이 털머위는 머위와 모양이 닮아 습한 마당 구석 등에 흔히 자생하고 있다. 생명력이 강한 식물이므로 다른 곳에 있던 것이라도 옮겨 심어놓으면 잘 자란다.

기타 효용 : 치통에는 생잎을 갈아서 나온 즙을 탈지면에 적셔서 환부 주변의 잇몸을 찜질한다. 어깨가 뻐근하거나 타박상에도 같은 방법으로 한다. 손가락을 세게 부딪쳐 삐었을 때, 다시 말하면 손가락 관절을 삐어서 아플 때에도 효력이 있지만 인대(靭帶)가 손상된 경우도 있으므로, 의사의 진단을 받는 것이 좋다. 인대 손상을 방치해 두면 수술을 받게 되는 나쁜 상황에 부딪히게 될지도 모르니까.

12) 삼백초로 빨아내기

이 방법은 손톱 밑으로 들어가 버려 좀처럼 빼내기 어려운 가시라도 효과가 기대될 수 있는 것이다.

① 우선, 삼백초의 생잎 5~6장을 알미늄 박지로 싸서, 이 것을 불에다가 2~3분 올려놓는다. 그러면 잎이 검고 흐물흐물한 상태가 된다.

② 이것을 구두주걱 같은 것으로 헝겊에 펴서 발라 가시를 중심으로 해서 가볍게 붕대로 감듯 감아 둔다. 붕대를 할 때에 약이 마르지 않도록 비닐이나 기름종이로 싸면, 한층 효과가 크게 나타난다.

하루 한 번, 마르면 다시 바꿔 붙이는 식으로 치료한다. 외과에 가면 마취시켜서 손톱을 절개해서 제거하지 않으면 안 된다고 진단을 받을 경우의 가시도 15분 정도면 심한 통증이 가시고 사흘쯤 되면 빠져버리더라는 경험을 가진 사람이 적지 않다(2장 60, 5장 25, 9장 22와 34를 참조).

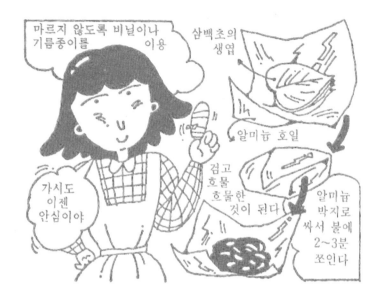

13) 매실장아찌 과육(果肉)

양치의 한 종류를 달인 물이나 삼백초가 벌에 쏘였을 때는 잘 듣지만 그것이 가까이에 없을 때는 매실장아찌의 살을 사용한다. 매실의 살균성과 소염성이 서서히 효력을 나타낼 것이다. 처음 붙였던 것이 마르면 교환하고 있는 동안에 곧 아픔과 부기도 가신다.

14) 덩굴여지

덩굴여지를 강판에 갈아 그 즙을 헝겊에 적시어 벌레에 물린 곳에 붙이면 된다. 아픔과 가려움을 없애는 데 즉효성이 있다(1장 52, 9장 28을 참조).

15) 알로에 즙

알로에를 칼로 잘라 그 잘린 부분을 상처에 문지르면 낮는다. 수염을 깎고 난 자국의 피부 염증에는 표피를 벗긴 젤리 부분을 붙이고, 반창고로 고정시켜 두면 좋다. 기타 펜을 잡는 손가락에 박히는 못의 염증이나 구두 때문에 발에 생기는 못에는 알로에의 가시를 한 개 꽂아두면 효과가 있다. 한방에서 사용하는 침과 같은 역할을 하는 때문인지 아침저녁으로 두 번, 꽤 낫기 어려운 증상도 1주일 이내로 편해진다. 그것은 모르핀과 유사한 성질을 만드는 엔돌핀 효과라는 설이 있지만 아직 불확실하다. '의사가 필요 없다'고 할 정도로 가정 만능 약으로 이용되어져 오는데 이것의 원산지인 남아프리카, 지중해 연안에서는 예수 탄생의 그 옛날부터 상처에 사용되어 온 기록을 발견할 수 있다. 예를 들면 칼과 창으로 인한 상처나 맹수에 물렸을 때는, 알로에의 표피를 벗기고 젤리 모양의 부분을 붙여서 치유한 듯한데 아직까지도 사용되고 일는 이 방법은 꽤 긴 역사와 전통이 있다는 것을 알 수 있다(1장 80을 참조).

기타 효용 : 여드름, 벌레에 물렸을 때는 알로에의 즙을 문지르듯이 바르고, 치질, 무좀, 홍색습진에는 껍질을 벗긴 젤리 모양의 것을 붙인다.

16) 파 뿌리

벌이나 지네 등, 자극성이 심한 벌레에 물렸을 때는 환부에 파 뿌리를 짓이겨서 붙인다. 즙이 배어들게 되면 물론 쓰리지만, 5분 정도 계속해서 문지르고 있으면 통증과 함께 부기도 곧 가라앉는다. 파 냄새는 부추와 같이 유화아릴에 의한 것인데, 이것이 산소의 작용으로 인해 휘발성 유화물로 변해 염증을 억제하는 작용을 하므로 벌레에 물린 데 효과가 나타나는 것이다. 또 파는 일반적으로 이 휘발성 유화물의 작용으로 발한, 해열에 효과가 있으므로 감기에 활용되고 있다.

17) 나팔꽃의 잎

벌레에 물렸을 때는 나팔꽃의 잎으로 잘 문질러 댄다. 상당히 심한 아픔도 가시고 염증도 없어진다(4장 48을 참조).

18) 참마의 즙

참마의 덩굴을 문질러대면 끈적끈적한 즙이 나오는데 벌 등 벌레에 쏘이거나 물렸을 때는 이것을 바르면 아픔도 없어지고 부기도 가시게 되므로 여름철 등 캠프를 떠나게 될 경우 등을 위해서 알아두면 편리하다.

19) 닭똥

지네에 물렸을 때, 주변에서 닭을 기르고 있으면 도움이 된다. 계분(鷄糞)의 흰 부분을 환부에 대고 1시간쯤 지나게 되면 그렇게 지독하던 아픔도 말끔히 가실 것이다.

20) 비파 열매의 씨

씨를 잘게 씹어서 문지르듯이 바른다. 이렇게 하면 독충에 물렸거나 뱀에 물렸을 경우의 아픔과 부기가 가신다.

21) 마늘

집을 떠나서 야외 등지에서 캠프를 하게 될 때 특히 독사에 대해서 조심성을 갖고 주의해야 한다. 독사는 인간의 행동반경에 있기 때문이다. 독사는 초목이 우거진 습지보다는 양지바른 남쪽을 좋아한다는 점이 사람들이 야영 장소를 그런 곳으로 택한다는 사실과 유사하기 때문이다. 거기에 대비하기 위해서 각자가 마늘을 주머니에 넣어가지고 있으면 좋을 것이다. 독사에게 물렸을 경우 맨 먼저 교상부를 빨아 독혈을 최대한으로 빨아내고 마늘을 잘게 씹어 그것을 교상에 문질러 바른 다음 곧장 병원으로 옮겨야 한다. 마늘의 성분인 아리신이 강력한 해독작용을 하여 응급조치는 되지만, 이것은 어디까지나 응급조치일 뿐 빨리 병원으로 옮겨야 한다. 아무 곳에서나 배뇨할 때 노출 부위를 물리는 경우가 대단히 많다. 설마하고 생각하는 것은 모르는 사람들의 짧은 생각이고, 그런 경우가 허다하므로 주의해야 한다.

22) 가지 달인 물

벤 상처가 욱신거리는 것을 가라앉히는 데는 가지를 달인 물을 사용하는 방법이 효과적이므로 일단 유사시를 위해서 평상시에 만들어두면 좋을 것이다. 우선 가지를 그늘에서 말려둔다. 그리고 한약방에서 팔고 있는 감초가루를 구해다가 이것과 함께 적당량의 물을 붓고 물이 반이 될 때까지 달여 필요할 때 반 컵 정도를 복용하면 상처의 아픔이 부드러워진다. 달일 때의 요령은 3~4개의 가지에다 감초는 차 숟가락으로 반이나 하나 정도면 적당하다.

23) 상처를 된장국에 담그기

벤 상처, 찰과상, 벌레에 물린 상처를 치료하는 데는, 보통의 된장국보다 배 정도로 진하게 만들어(물론 약이므로 건더기는 필요하지 않다) 한 번 끓이고 나서 조금 식힌 다음 거기에 상처를 담그는 것이다. 3분 정도 담가두는 것만으로 꽤 빠른 치유를 보게 될 것이다. 그 다음 삼백초의 잎을 붙여두면 효과는 더욱 빨리 나타날 것이다.

24) 피막이풀

들판의 그늘진 곳 등에 흔히 자생하고 있는 약초로 이름처럼 지혈작용을 한다. 그 잎을 따다 짓이겨 그것을 벤 상처나, 찔려서 생긴 상처, 찰과상 등에 문질러 바르면 지혈이 되므로 캠프 등을 갈 경우에도 이런 상식을 알아두면 이로울 것이다.

25) 고추나물 약주(藥酒)

고추나물의 뿌리가 강장제가 된다는 사실은 이미 알려져 있지만, 이 풀을 통째로 소주에 담가두었다가 벌레에 물려 가려울 때 바르면 부기도 가려움도 없어진다. 정도에 따라 다르지만 꽤 심한 경우일지라도 하루에 여러 번 바르고 3일쯤 지나면 대개의 경우는 완치되어버린다. 만드는 방법은 가위로 고추나물을 잘게 잘라 주둥이가 넓은 병에 반 정도까지 채우고 소주를 8할 정도까지 붓는다. 밀봉한 채 2~3개월이 지나면 사용할 수 있는데 그 효과에 틀림없이 놀랄 것이다.

기타 효용 : 충치로 아플 때 이 약술을 탈지면에 적셔 꽉 물고 있으면 아픔이 가신다. 물론 근본적인 치료는 되지 않기 때문에 의사의 치료를 받아 빨리 충치를 고치는 것이 후일을 위해서라도 좋다.

화상을 입었을 때(경증)

26) 오이를 간 것

오이의 대부분이 수분이므로 건강에는 아무런 도움이 되지 않는다고 말하는 사람이 있는데 그런 식으로 생각하자면 가지의 경우도 마찬가지이다. 영양 성분만으로 그 자체를 평가한다면 곤란하다. 그래서 예로부터 전해오는 민간요법에서는 경험에 의해서 그런 것들을 약용으로 사용해온 듯하다.

현재 오이에 미네랄이나 카로틴 등이 꽤 많이 함유되어 있고, 비타민C도 함유되어 있다는 것이 알려졌다. 그래서 가벼운 화상을 입었을 때는 우선 흐르는 물로 충분히 환부를 차갑게 한 다음 이 오이를 강판에 갈아서 환부에 바르고 붕대를 감는다. 오래지 않아 통증이 사라질 것이고, 하루에 1~2회 교환해서 바르는 동안에 화상은 나아버린다. 다만 화상은 그 정도가 중요한데 예를 들어 빨갛고 따끔거릴 정도면 의학적으로는 1도 화상으로 분류하며 가벼운 증상 쪽으로 들어간다. 붉어지고 조금 지나서 수포가 생기면 2도 화상이다. 일반적인 시각으로 보더라도 큰 화상이라면 흘러나오는 물에서 계속해서 열을 식혀야 한다(피부의 깊숙이까지 식히지 못하면 그 증상만 악화시킬 뿐이므로 충분하게 긴 시간을 참으면서 식혀야 한다). 2도 화상일 경우는 수포를 터뜨리지 않도록 주의해야 한다. 충분히 식혔다고 생각되면 마른 가제로 싸고 즉시 병원으로 가야 한다. 화상이 3도쯤 되면 환부가 검게 되거나 헐거나한 상태이므로 2도 때와 같은 요령으로 응급처치를 한 뒤에 병원을 찾아간다. 가정에서 화상 치료가 가능한 선은 어디까지나 가벼운 상태일 경우이며 그렇지 않은 경우에는 오히려 곪아 버리거나 나았다고 하더라도 흉터가 남게 되므로 각별히 주의해야 한다(4장 37, 7장 2를 참조).

기타 효용 : 검버섯, 주근깨에는 오이 마사지를 끈기 있게 한다. 질도의 염증, 여성기 비후부의 벤 상처에 이용한다.

27) 밤을 달인 물

밤송이, 밤나무 껍질, 밤의 딱딱한 껍질 등은 수렴작용이 대단히 강력하다. 그러므로 구할 수 있으면 밤나무의 어떤 것이든 좋다. 그것을 물이 반으로 줄 때까지 달여서 환부에 바른다. 하루 몇 번씩 반복하여 바르면 가벼운 화상인 경우는 빠르게 통증이 없어질 것이다(1장 64, 5장17을 참조).

기타 효용 : 손발의 살갗이 트거나 기타 부위의 살갗이 텄

을 때에도 효과가 있다.

28) 범의귀의 잎

마당의 습한 구석이나 시궁창 등지에서 흔히 자생하는 식물이지만, 그 효용은 이루 말할 수 없을 정도다. 그 여러 가지 효용 중의 하나가 화상을 입었을 때에도 적용되어 왔다. 잎을 잘 문질러 비벼서 붙이기만 하면 되는 간단한 방법으로 하루 1~2회 바꿔 붙이기만 하면 된다(1장 77, 7장 13, 9장 11을 참조).

기타 효용 : 여드름, 종기, 동창, 치질에는 화상을 입었을 때와 같은 방법으로 하면 효과가 있다.

29) 쥐참외 뿌리 즙

쥐참외는 열매뿐만 아니라 뿌리까지도 약효가 있으므로 오이의 항(4장 26을 참조)에서 소개한 화상의 정도에 따라서 응급처치를 하는데, 뿌리를 갈아 환부에 댄 채 곧 병원으로 가야 한다. 물론 가벼운 화상이면 집에서 치료해도 좋다(1장 67을 참조).

30) 말고기의 기름

말고기를 외기(外氣)로부터 차단해 두는 것은 화상, 부상 등에 좋은 스테로이드 성분의 효과 지속을 위함이므로 장기간 사용하고 싶으면, 작은 병 등에 넣어서 바깥 공기와 차단시켜 두는 것이 좋을 것이다(4장 2를 참조).

31) 소주에 담근 수박

① 수박의 과육을 병의 입구 가까이까지 채워 넣는다.

② ①에 소주를 넣되 수박보다 조금 적은 양을 넣는다.

③ 이렇게 해서 면 헝겊으로 병 주둥이를 봉한 채 이틀 쯤 지나면 과육이 풀리기 시작한다. 며칠 더 두게 되면 형체를 분간할 수 없도록 완전히 풀려 버리게 되는데 이때부터는 화상약으로서 사용할 수 있다.

유사시를 위해서 뚜껑을 덮어 냉장고에 넣어서 보관해 둔다. 그리고 그 약이 필요해졌을 때는 필요한 양만큼을 다른 그릇에 따라 환부를 적시면 통증은 즉시 멈춘다. 또 환부가 좀 클 때는 세숫대야 같은 넓은 그릇에 약을 붓고 환부를 적시면 역시 통증이 멈춘다. 한 번 사용한 약일지라도 다시 보관해 두면 몇 년이라도 사용할 수 있다. 다만 병 속에 생기는 공기를 빼내기 위해서 가끔씩 뚜껑을 열어 주는 것을 잊어버려서는 안 된다(8장 4와 5, 25를 참조).

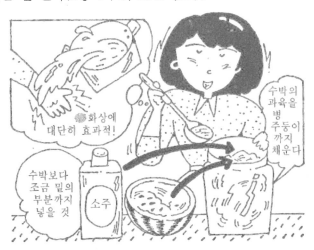

32) 감자를 간 것

환부에 얼마쯤의 화기가 있어도 감자를 갈아서 붙이면 따로 화기가 없어지고 통증도 조금씩 사라져 빨리 나을 수 있다. 물론 붙여놓은 감자가 마르게 되면 새 것으로 바꿔서 붙이는 것을 끈기 있게 반복해야 한다(1장 51, 8장 18을 참조).

33) 떫은 감과 사과를 으깬 것

가을철에 화상을 입었을 경우가 생겼을 때에는 떫은 감을 으깨서 듬뿍 환부에 바르고, 그 위에 붕대를 감아주면 곧 낫는다. 대단하지 않은 가벼운 증상이면 바르기만 해도 효과가 있다.

욱신거리는 통증이 있고, 화기가 있는 화상이면 사과를 갈아서 그것을 가제 등에 펴 바른 다음 그것을 환부에 댄다. 사과가 따뜻해지면 교환하기를 2~3번 되풀이하면 고통과 화기가 가실 것이다.

34) 소금물과 벌꿀

대수롭지 않는 화상이라면 환부에 소금물을 바르거나 벌꿀을 바르면 피부가 벗겨지지 않고 바로 치유될 수 있다.

│ 타박상, 관절을 삐었을 때 │

35) 수양버들 달인 물

수양버들은 강변이나 길가 등에서 흔히 볼 수 있는 나무이다. 조금이라면 양해를 얻어 나뭇가지를 꺾어 그대로 물에 넣어 그 물이 반이 될 만큼 끓여 그것을 환부의 온찜질에 사용한다.

기타 효용 : 관절 류머티즘의 심한 통증에 효과가 있다.

36) 털머위 생잎

생잎을 갈아 즙을 낸 다음 그 즙을 탈지면에 묻혀서 찜질을 한다. 이것이 타박상, 관절을 삐었을 때 등에 효과가 있다는 것은 4장의 11에서 언급한 바 있다. 여기서 지적해 두고 싶은 것은, 손가락을 삐었을 때에 그 삔 손가락을 굽혔다 폈다 하는 식으로 움직여서는 안 된다는 사실이다. 억지로 움직이게 하는 사람도 있는데 그런 식으로 무리하게 움직이게 되면 열이 나거나 쉽게 완치되지 않고 악화되어 수술까지 불사해야 될 경우가 발생하기 때문이다. 관절의 인대를 다쳤을 경우도 있으므로 정도에 따라서 다르겠지만 일단은 곧 병원에 가도록 한다.

이 기회에 일상생활에서 일어나기 쉬운 몇 가지 것들을 짚어보고자 한다. 그 한 예로 고환을 부딪쳤을 때는 심하게 움직이지 못하게 하는 것이 제일 먼저 해야 하는 일이다. 타박상을 입었을 경우 환부를 움직이지 않고 차게 하는 일이 일반적인 처치이기 때문이다. 안정을 취하게 하고 차가운 물수건으로 고환을 둘러싸도록 한다. 이때 겸해서 후두부도 차게 해 준다. 이럴 때 유념해야 될 사항은 연수(목의 뒤쪽의 조금 위

부근)를 차게 해서는 안 된다는 것이다. 그곳을 차게 하면 체력이 급속히 떨어져 버리기 때문이다.

만일 타박상을 입은 정도가 심할 때는 밀가루를 초로 개어 헝겊에 두껍게 펴 발라 고환을 싸준다. 만일 페니스의 경막(硬膜) 손상을 입었을 때는 냉찜질을 하면서 곧장 병원으로 가야 한다. 다른 예로 코피가 나왔을 때 뒷덜미를 툭툭 치는 사람이 있는데, 이런 행동은 위험을 자초하는 일이다. 뇌의 전달경로의 연수에는 호흡중추가 있기 때문에 경우에 따라서는 호흡을 할 수 없게 되어 그대로 죽게 되는 수도 있기 때문에 주의해야 한다(4장 11, 6장 42를 참조).

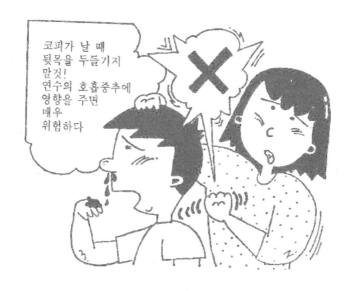

37) 오이 찜질

오이 즙에 밀가루를 넣고 적당량의 초를 섞은 다음 걸쭉한 상태가 될 때가지 잘 개어 헝겊에 두껍게 펴 바른 것을 환부에 댄다. 이것을 하루에 수시로 갈아 대면 통증이 가시고 후유증도 없이 깨끗이 완치된다.

38) 선인장 찜질

타박상이 악화되어 신경통까지 생겼을 때는 선인장 표면에 칼집을 살짝 내어 나온 즙을 헝겊에 적셔서 붙이는 것이다. 이 방법은 놀랄 정도로 효과적일 뿐만 아니라 완치될 수도 있기 때문에 오랫동안 고통을 받아온 사람은 끈기 있게 시험해 볼 가치가 있다(2장 40, 3장 40을 참조).

39) 둥굴레 찜질

둥굴레는 산에 가면 많이 자생하고 있는 식물이다. 감자를 닮은 옆으로 뻗어나가는 뿌리를 캐내어 그것을 갈아서 밀가루를 넣고 개면 찜질약이 만들어진다. 이것을 헝겊에 펴 발라서 붙이는 것인데, 이유는 신진대사 능력이 매우 강해 본래의 활력을 자꾸 부활시켜 주므로, 순식간에 환부가 정상적으로 될 것이다. 이것을 말렸다가 사용해도 약효에는 변함이 없으므로 혹시 산에 가면 꼭 챙겨보는 것도 유효한 일이 될 것이다. 바람이 잘 통하는 처마 밑에라도 매달아 두면 꽤 오래 보존할 수 있다.

40) 제비꽃을 소금으로 문지르기와 달인 물

제비꽃은 누구나 알고 있는 봄에 피어나는 야생초이다. 진한 자주색 꽃을 뜨거운 물이나 맑은 국에 띄우면 나름대로의 아취가 생기는 식물이기도 하다. 이 제비꽃을 통째로 소금으로 문질러서 타박상에 붙이면 잘 듣는다. 소금에다 잘 문질러 비빈 제비꽃을 환부에 붙이고 붕대로 감아두는 방법은 예로부터 전해오는 생활 지혜이다. 뿌리까지 캐내어 말려두면 오랫동안 사용할 수 있는데, 이 때는 물이 반으로 줄 만큼 달여서 그 물을 적신 헝겊을 환부에다 붙이는 것이다.

기타 효용 : 50세쯤 되어 자주 일어나는 견비통(肩臂痛), 요통, 관절염에도 그와 같은 방법을 이용하면 효력이 있다. 하루에 한두 번 바꿔 붙이면, 아픔은 싹 가실 것이다.

41) 금창초 입욕법

타박상에는 금창초가 좋은 효과가 있다. 이것을 뿌리째 욕조에 넣어 두고 욕조 속에 들어가 있으면 타박상의 아픔을 잊을 수 있다. 타박상을 방치해 두면 후년에 고질화되어, 괴로움의 근원이 되는 것은 뻔한 이치이기에 가능한 한 빠르면서 확실한 치료를 해야 한다.

42) 비파잎 액즙

시판되는 에탄올(소독용이 아닌 것) 500㎖에 비파 잎 7~8장을 썰어서 넣는다. 이렇게 해서 1주간 쯤 경과하면 연보라색의 비파 잎 액즙이 완성된다. 그리고 이것을 쩌서 수건에 뿌린 것을 하루에 수차례 되풀이해서 붙여주면 어느 새 그 아픔은 말끔히 사라진다(2장 80, 6장 32를 참조).

43) 매실초와 달걀 흰자위

달걀 흰자위와 밀가루를 혼합하고, 거기에 매실초를 쏟으면
서 귓불보다 조금 부드러울 정도로 반죽한다. 그리고 이것을
헝겊에 펴 발라서 환부에 바르는 것이다. 빠르면 하룻밤 사이
에 아픔이 사라진다.

44) 조릿대 잎을 태워 바름

얼룩 조릿대의 잎을 태워서 숯처럼 되면 갈아 뭉개어 밥에
넣어 잘 섞어서 갠 것을 환부에 바른다. 조릿대는 햇볕이 잘
드는 야산에 자라는 상록성의 대나무로 일반가정에서는 관상
용으로도 흔히 마당 등에 심기도 한다. 이 잎에는 엽록소뿐만
아니라 비타민류나 칼슘 등이 함유되어 있어, 이런 성분들이
신진대사를 강력하게 촉진해서 효과를 올린다. 잎이 무성하게
자라난 줄기의 끝부분에서부터 5cm쯤의 부분을 잘라서 사용
한다. 한 장씩 일일이 잎을 따는 것이 여간 힘들기 때문이다.
가능하면 수돗가 같은 곳에서 흐르는 물에 씻는 것이 좋다.
병충해나 농약의 위험을 막기 위해서인데, 그런 염려는 않아
도 된다고 생각되어지면 그냥 깨끗한 물에서 씻는 것만으로도
충분하다(3장 17, 6장 9를 참조).

기타 효용 : 땀띠, 짓무름, 여드름 등도 함께 깨끗이 나아
버린다.

45) 치자 열매 약

치자 열매 5개, 계란 흰자위 1개 분량과 밀가루를 약간 준비한다. 먼저 치자 열매의 껍질을 벗긴 다음 속의 과육을 꺼내 계란의 흰자위와 혼합한다. 거기에다 밀가루를 넣어 귓불 정도로 부드럽게 갠다. 이것을 헝겊에 펴 발라 환부에 붙이는 것이다. 하룻밤이 지나면 환부가 잉크처럼 청색으로 변색하는데 부기가 가심에 따라 그 빛깔도 엷어지고 신경쓸 필요가 없다. 보통은 하루 한 번, 열이 있어 수분증발이 빠를 때는 하루에 2~3회, 새것으로 교환해 붙인다(1장 36을 참조).

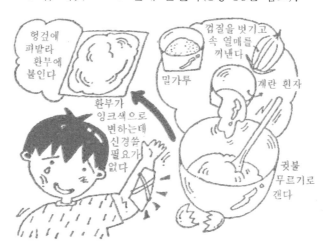

46) 머루 초절임

만추가 되면 모양이 포도처럼 생겼으며 코발트색이나 자색 등의 열매를 맺는 식물을 볼 수 있다. 이것을 순수한 초에 몇 개월 정도 담가 두었다가 타박상 등의 환부에 붙이면 대단히 효과가 있다.

47) 민물 게를 으깨어 바름

산 민물 게를 5마리쯤 으깨어 계란 노른자위와 밀가루를 넣어 갠 것을 헝겊에 펴 발라, 그것을 환부에 붙이는 것이다 (2장 8을 참조).

48) 나팔꽃 소주 절임

나팔꽃을 깨끗이 씻어, 물기를 잘 뺀 다음에 주둥이가 넓은 병에 반쯤 차게 넣는다. 거기에다 소주를 8할 정도 넣고 봉한다. 이렇게 6개월쯤 묵혀 두었다가 뒤에 소주 속에 있는 꽃을 꺼내면 된다. 만드는 데 약간 시간이 걸리지만 막상 타박상이나 관절을 삐었을 때 이것을 바르면 통증이 가시고 나아지므로 유사시를 대비해서 만들어 놓으면 좋을 것이다(4장 17을 참조).

49) 온수와 냉수

타박상을 입었을 경우 빠르면서 쉽게 고치기 위해서는 양동이에 각각 온수와 냉수를 준비하고 거기에 환부를 번갈아 가면서 담그는 일을 되풀이한다. 하루에 30분 정도 날마다 꾸준히 하게 되면 빠르면 10일쯤 경과하고 나서부터 효과가 나타난다.

50) 냉찜질과 온찜질

관절을 삐었을 때는 처음 3~4일은 냉찜질을 계속한다. 그러면 이 사이에 부기가 가시게 되는데 그 다음엔 온찜질을 해

준다. 부기가 빠지고, 통증이 가셔도 관절을 삔 경우는 근육, 인대 등이 회복되는 데 상당한 시간을 요하므로 이 동안은 앞에서 언급한 비파 잎 액즙(4장 42를 참조)으로 온찜질을 실시한다.

5장

무좀, 사마귀, 두드러기 등 피부의 이상

오늘날에는 피부병이라고 하면 옛날처럼 그저 단순하지 않고, 의식주와 생활환경 등 갖가지의 영향이 복잡하게 얽혀서 그 발병이 늘어나고 있는 추세이다. 이러한 추세는 지금 어른뿐만 아니고 어린애들에게까지 퍼져서 말하자면 근대 병의 하나로서 대처하지 않으면 안 될 만큼 심각한 문제다. 그렇기 때문에 근대의학의 발달은 그러한 증상에 대해서 효과적인 약을 만들어냈으나 때로는 그것이 강한 부작용을 일으켜 돌이킬 수 없는 새로운 피부병을 수반하게 되어 심각한 상태에 빠져서 고통을 받게 되는 경우도 적지 않다. 그것은 근대 의학을 너무 신봉한 나머지 오랫동안 사람들의 지혜와 체험으로 전승되어 온 부작용이 없는 피부병 약을 도외시해 버린 결과라고 말하지 않을 수도 없다.

그러면 그 지혜와 체험에 의한 약들이 어떤 식으로 만들어졌는지 그 방법을 살펴보기로 하겠다.

| 무좀일 때 |

1) 합환목을 달인 물

일명 자귀나무라고도 하는 여름철의 나무이다. 밤이 되면 잠을 자는 데 잎이 서로 껴안듯이 오므라들기 때문에 그런 이름이 붙은 듯하다. 이 합환목의 잎을 나물로 무쳐서 먹으면 신경안정이 되기 때문에 선풍기나 에어컨 같은 것이 없었던 옛날에는 여름철 무더운 밤의 초조함을 이것을 먹고 해소했다고도 한다. 약간의 최면성도 있다고 하지만 심리적 효과도 꽤 작용하지 않았나 생각된다. 이 합환목은 무좀에도 뛰어난 효과가 있다. 이용하는 방법은 3컵의 물에 합환목의 꽃이나 잎, 나뭇가지 등, 어느 부분이든 적당한 크기로 썬 것 한 줌을 넣고, 물이 반이 될 정도까지 끓인다. 그래서 초를 탄 물로 무좀이 생긴 부분을 깨끗이 씻은 다음에 그것을 달인 물을 격일제로 발라준다. 갖은 방법을 다 동원해도 낫지 않아 고생하던 젊은 여성이 이런 식으로 아침저녁 2회씩을 꾸준히 발라서 완전히 나아버렸다는 사례를 보더라도 그 효과를 증명할 수 있다.

2) 초

일반적으로 무좀균은 초를 싫어한다고 알고들 있는데 그건 사실이다. 초를 한 번 끓인 다음 그것을 세숫대야에 옮겨 붓고 환부를 그 안에 담그는 것이다. 아프고 괴로울 때도 있겠지만, 하루 2~3회 며칠간 계속하면 무좀의 증상은 사라질 것이다.

3) 참소리쟁이

얇게 썰어서 말린 것의 한 줌 정도를 3컵의 물에 넣어 물이 반으로 줄 때까지 달인다. 여기에다 이것보다 약간 적은 양의 초를 넣어서 잘 저은 다음에 무좀이 생긴 곳에 바르면 손톱이나 발톱 밑에까지 파고들어가기 시작한 무좀균이 멸균되어 환부가 말끔하게 낫는다. 물론 모두가 깨끗이 낫지는 않겠지만 나았다고 생각되더라도 무좀균은 끈질기기 때문에 재발의 위험이 많으므로 한동안은 계속 바르도록 한다(2장 38, 5장 44를 참조).

기타 효용 : 기계충에도 효과가 있다.

4) 생마늘을 찧어 바르는 것과 마늘 목욕

생마늘을 찧어서 그것을 환부에 바르되 2~3분 정도 지나면 반드시 물로 깨끗이 씻어야 한다. 씻지 않으면 얼마 되지 않아 살갗이 화상을 입은 것처럼 물러지기 때문이다. 이것만 주의해서 실시하면 뛰어난 효과를 나타낼 것이다.

이야기가 좀 빗나가지만 샐러리맨이 고통을 받는 일곱 가지의 대적으로는 ① 무좀, ② 치질, ③ 감기, ④ 요통, ⑤ 정력 감퇴, ⑥ 정신피로, ⑦ 위장장애라고 한다. 물론 이들 중의 몇 가지는 직장여성에게도 해당될 것이다.

무좀을 비롯해서 한꺼번에 이것들을 고쳐버리고 싶다고 생각한다면 마늘 목욕은 어떨까 싶다. 껍질을 벗긴 한 봉지의 마늘을 물이 찰 때부터 넣어두는 것이다. 다량으로 함유된 유황분이 배어나와 욕조 속에서도 온천 기분을 느낄 수 있을 것이다. 오랫동안 괴로움을 당해왔던 발의 무좀, 술이나 마작, 또는 불규칙한 식사 등으로 발생하기 쉬운 치질은 마늘의 모체화합물질 아리신의 살균작용으로 즉각 제압될 뿐만 아니고, 신경의 피로도 완화되어 거기에 따른 갖가지 증상들도 해소되고 말 것이다. 마늘 목욕을 하면 냄새가 몸에 밴다고들 하는데 그것은 오해에 지나지 않는다. 오히려 피부를 건강하게 하고, 나중에는 좋은 향기를 발하게 된다. 초기의 치질에는 마늘을 한 조각 삽입해도 효과가 있으나 이 방법은 입욕 때만 한정해야 한다. 그렇지 않으면 점막(粘膜)이 거칠어져 역효과가 나기 때문이다.

이 마늘 요법은 의성(醫聖)이라고 불리는 히포크라테스로부터 내려온 것인데, 그 후 프랑스의 저명한 세균 학자 파스퇴르 박사, 노벨상을 수상한 스위스의 아서 박사의 연구에 의해서도 그 효과가 증명되고 있다.

5) 삼나무 잎을 그을린 연기

삼나무 잎을 그을리면서 연기를 환부에 15분쯤 쐰다. 1주일쯤 계속하면 효과가 나타날 것이다.

6) 석유

석유를 바른다고 한다면 놀랄지도 모르겠지만 이런 것을 사용한다는 것은 무좀이 그렇게 오래된 피부병이 아니라는 증거

인지도 모른다.

7) 벌꿀

가벼운 무좀이면 2~3회 바르면 효과가 나타나며, 고질적인 것이라도 1주일 정도 매일 2~3회 바르면 근치된다(2장 18과 55, 6장 49, 9장 5, 11장 24를 참조).

8) 자소의 잎과 즙

자소의 살균력을 이용하는 방법인데, 생잎을 문질러 비벼 그 즙을 바르는 것이다. 신기하게도 가려움이 없어지고 계속 활용하면 완치될 것이다. 액체가 말라붙으면 거무스름해지지만 씻으면 바로 없어지니까 걱정할 필요가 없다. 삼백초 잎의 즙이나 알로에의 즙도 자소 잎에 필적할 만큼 효과가 있으므로 어떤 것이든지 마당이나 화단에 심어두면 좋을 것이다.

9) 다시마와 표고버섯을 구워 비벼 넣은 초와 검은 참깨의 혼합액

검은 참깨는 세포를 젊게 하는 비타민의 보고이다. 아미노산이 가득한 다시마와 표고버섯을 구워 비벼 넣은 초도 같다. 그리고 무좀균이 싫어하는 초의 효용과 함께, 다시마와 표고버섯을 구워 비벼 넣은 초와 검은 참깨의 유효성분을 초의 작용으로 안정시키는 것이므로, 그 효과는 뛰어나다(2장 73을 참조).

10) 호도를 갈아서 바름

호도 알맹이가 푸른 것이면 그것을 갈아서, 그 때 나오는 즙을 환부에 바르면 가려움이 사라지고 계속해서 바르는 동안에 완치된다.

11) 쇠비름을 으깨어 바름

시골 양지바른 길가나 밭 등지에서 흔히 자생하고 있는 잡초로, 줄기는 물기가 많고 손대면 잘 부러진다. 땅을 타고 뻗어나가는 그 줄기를 채취해 와서 필요할 때 으깨어 환부에 붙이는 것이다. 붙여놓은 것이 마르면 다시 갈아붙이는 일을 반복하다보면 오래지 않아 완치될 것이다. 이 쇠비름의 연한 줄기와 잎을 나물로 만들어 먹는데 다소 미끈거리는 느낌이 있다. 6~9월에는 가지 끝에 달린 잎사귀 새에서 3~5개의 작은 노란 꽃이 피는데 이 꽃은 햇빛을 받으면 벌어진다. 그 꽃 뒤에 달리는 열매는 뚜껑이 붙어 있는데 영글면 뚜껑이 저절로 떨어져나가 그 속에 들어있던 씨가 흩어진다고 한다.

기타 효용 : 이 식물의 잎이나 줄기에는 특히 칼륨이 많이 함유되어 있으므로 무좀의 치료 이외에 사마귀를 떼는 데도 유용되며, 그것을 달인 물을 마시면 이뇨작용이 기대된다.

12) 알로에의 잎

알로에의 잎을 쪼개, 안의 매끈매끈한 곳을 무좀에 대고 잘 문지른다. 그러면 신기하게도 바로 가려움이 멈춘다. 이것을 하루에 수시로 며칠을 계속하면 점점 무좀이 없어질 것이다(1 장 80을 참조).

13) 참깨

습진과 천식은 밀접한 관계가 있다고 한다. 습진에 약을 바르면 독소가 내부를 공격해서 천식을 일으키고, 그 천식을 고치면 이번에는 습진이 생긴다고 하니까, 여간 까다로운 것이 아니다. 그런 만큼 습진을 외용약으로 고치려고 노력하기보다는 근본적인 대책을 강구하기 위해서 식생활을 비롯해서 체질 개선을 위해 순한 약을 복용해서 고쳐갈 수밖에 방법이 없다. 그러기 위해서는 우선 산성체질을 알칼리성 체질로 개선해야 하는데 야채류를 충분히 섭취하는 동시에, 천식의 개선(7장을 참조)을 꾀하고, 그 위에 습진 치료를 위해서 검은 참깨를 으깬 것을 많이 사용해야한다. 참깨에는 리놀산이나 비타민E가 많고, 피부의 건조를 막아 주며 습진이나 옻과 같은 피부병에 대한 저항력을 강하게 하기 때문이다. 이때 유념해야 할 사항은 참깨를 반드시 갈아서 사용해야 한다. 통깨를 사용했을 경우에는 소화가 용이하지 못할 뿐만 아니라 충분한 영양 섭취가 되지 않은 채 배출되어 버릴 우려가 있기 때문이다.

14) 비파 잎의 온찜질

제대로 잘 자란 큰 잎을 준비해서 그 잎에 붙어 있는 털이나 먼지 등을 젖은 수건으로 닦아낸 뒤에 불에서 살짝 구워낸다. 그것을 습진의 좁쌀 같은 것이 돋은 곳에 대고 한 군데를 강하게 눌렀다가 떼는 찜질을 10회 정도씩 반복한다. 이렇게 끈기 있게 치료하다 보면 오래되지 않아 습진은 낫게 될 것이다. 이럴 때 식 생활에서도 신경을 써서 식탁에 야채류를 많이 사용하면 이런 식의 피부의 트러블 같은 증상과는 거리가 먼 근본적인 체질 개선이 이루어질 것이다(2장 84를 참조).

15) 삼백초나 복숭아나무의 잎과 밤나무 입욕 방법

삼백초나 복숭아나무의 잎. 그 어떤 것이든 썰어서 말린 것을 한줌 약주머니 같은 것에 넣어서 욕탕에 넣는다. 이렇게 해서 입욕하는 습관을 갖게 되면 습진 증세도 곧 치유되며 근본적인 체질 개선책이 될 것이다. 또 밤나무는 잎, 밤의 떫은 속껍질, 밤송이 나무껍질의 어떤 것도 좋으며, 날것이든 말린 것이든 어느 쪽이든 상관없다.

기타 효용 : 땀띠에도 대단히 효과적이다.

16) 자소의 잎을 달인 물

자소는 중국에서 전해진 것으로, 그 약효는 꽤 오랜 옛날부터 인정되어 왔다. 한방에서는 이것을 향소산(香蘇散)이라고 해서 많이 사용하고 있는데 그 효용은 방부, 발한, 거담, 소염, 수렴, 보온뿐만 아니라 물고기에 의한 두드러기에도 강력하게 작용한다. 그래서 그 생잎을 생식하는 것만 아니라 말린 것 한 줌 정도를 하루의 분량으로서 물이 반으로 줄 때까지 달여서 그 물을 마시면 곧 두드러기도 없어질 것이다.

17) 밤나무 잎 달인 물

정액은 밤나무 꽃향기라고 옛날부터 말해지고 있는데, 의외로 정액 알레르기에 의한 두드러기 때문에 고민하는 여성이 많다고 한다. 다만 정확한 원인을 모르는 것과 부끄러움 때문에 입 밖으로 표현하지 않고 있다는 것이다. 그 주된 원인은 여성의 자가 단백이 이질 단백에 거부반응을 나타낸 것이라고 할 수 있다. 그런데 그런 증상이 나타나는 곳이 여성의 성기 주변에만 한정되는 것이 아니고, 등이나 눈꺼풀이 부어 가려워지는 현상 등 그 반응은 여러 가지로 표출된다. 이런 때는 밤나무 잎을 물이 반이될 때까지 끓여서 사용하는 것이 효과적일 것이다. 식힌 다음에 환부에 바르면 대개의 경우 하룻밤 사이에 나아 버린다. 그러나 성기 부분은 바르지 않는 것이 좋다. 점막에는 너무 자극이 강하기 때문이다(1장 64, 4장27을 참조).

기타 효용 : 독한 기운을 쏘여 피부에 염증이 생기거나 옻 따위를 탔을 때는 효과가 뛰어나다.

18) 닭의장풀의 생잎

개똥벌레, 방울벌레, 개구리 따위를 기를 경우에 닭의장풀을 뿌리째 뽑아 작은 화분에 심어 조롱 주변에 놓아두면 습도가 안정되어 벌레들이 좋아한다. 게다가 이슬을 머금은 채 피어 있는 그 작은 꽃은 보는 이로 하여금 미소를 머금게 할 것이다. 생선을 먹고 두드러기가 났다고 생각되면 그 꽃을 따서 먹으면 두드러기가 없어져 버린다. 물론 항상 꽃이 피어 있는 것이 아니므로 꽃이 핀 여름에 따서 햇볕에 말려 두었다가 필요할 때 차와 같이 사용하면 겨울에도 두드러기에서 지켜 줄 것이다(3장 41, 6장 36, 9장 24를 참조).

기타 효용 : 땀띠에도 강한 효과가 있다.

> 종기, 여드름, 검버섯, 주근깨,
> 두드러기, 거칠어진 피부, 티눈에

19) 청미래 덩굴 달인 물

부스럼, 종기라고 하는 피부병은 산성식품, 특히 동물성의 식품이 장에서 충분히 소화 흡수되지 않고, 부패 발효하여 유해 물질이 생겨 이것이 신장에서 배설할 수 없게 되어 피부로 표출된 것이다. 그래서 정혈해서 이 독물을 가능한 한 빨리 몸 밖으로 배출시키는 일이 중요하므로, 식생활에서는 야채류를 많이 먹고, 초를 1~2스푼 마시도록 한다. 거기에다 이 청미래 덩굴을 달인 물도 병용하면 좋을 것이다. 청미래 덩굴은 교외의 들판이나 잡목림에 나는 가시가 붙은 잡초로 난형의 잎은 비닐제의 조화처럼 광택이 있다. 덩굴성으로 다른 초목에 감기면서 모로 기듯이 무성하므로 식물도감이 있으면 쉽게 알 수 있을 것이다. 이 액체 속에는 몸속의 독을 배출해서 종기나 부스럼 등을 빠르게 치료해줄 정도의 효력이 충분히 있다. 말린 잎 한 줌에 3컵 정도의 물을 넣고 물이 반이 될 때까지 달여 놓으면 종기, 부스럼이 생겼을 때 요긴하게 사용할 수 있을 것이다(6장 23을 참조).

기타 효용 : 당뇨병, 요독, 요도염, 방광염, 류머티즘에도 효과가 있다.

20) 머루 잎 달인 물

머루는 날것이든 말린 것이든 모두가 강장·강정의 열매로 알려져 있다. 옛날에는 폐병의 특효약이기도 했다. 도시화의 물결로 주변에서는 사라진 지 오래지만 아직도 시골에서는 흔히 머루를 볼 수가 있다. 좀 경우가 다른 이야기이지만 노아의 대홍수가 끝난 곳이 포도밭이었다고 한다. 이것을 시작으로 구약성서에서는 지나칠 정도로 포도주가 자주 등장한다.

머루에는 그 열매 껍질에 천연의 효모가 자리 잡고 있다. 때문에 자연적으로 발효가 되는 것이다. 따라서 머루를 따다가 그대로 으깨면 산포도주가 된다. 신맛이 강하면서도 상당히 감칠맛이 있는 술이다.

머루술에 막 짠 우유 또는 말 젖이나 양젖을 넣으면 최고의 보건강정주가 된다. 어쩌면 이것이 요구르트의 원조일지도 모른다. 서기 640년, 고대 중국의 태종이 강정 장수의 음료로서 아침부터 마신 것이 이것이라고 하는데 그렇다면 태종뿐만 아니라 당시의 사람들은 근대적 감각의 식품을 이미 알고 있었다고 할 수 있을 것이다.

기타 효용 : 홍색습진에도 효과가 있다.

21) 무 뜸질

무를 1cm 두께로 잘라 불에다 올려놓아 종기에 댄다. 매일 이런 식으로 계속 실시하면 효과가 있을 것이다.

기타 효용 : 동창에도 효과가 있다.

22) 토란의 흡입

종기에 든 고름을 빨아내는 데는 토란을 갈아서 그 속에다 으깬 밥을 넣어 잘 섞은 다음 익힌다. 그것을 종기에 바르고 위에다 붕대로 감아두면 고름을 빨아내어 낫는다. 고름이 나오는 2~3일간은 때때로 바꿔 붙여 준다.

23) 알로에 잎

알로에의 표피를 벗긴 다음에 그것을 환부에 붙여두면 꽤 심한 증상의 종기라도 부기가 빠지고 낫는다(1장 80을 참조).

24) 수선화 뿌리의 흡입 작용

수선화의 뿌리를 갈아, 이것을 헝겊에다 펴 바른 것을 환부에 대고 붕대를 싸맨다. 2~3일 후에 종기는 나아 버린다. 수선화는 유럽 중부나 지중해 연안이 원산인데 여름은 잎이 마르지만, 가을부터 봄에 걸쳐서 자라며 12월부터 3월에는 긴 꽃줄기 끝에 3~5개의 꽃이 핀다. 이 꽃의 뿌리는 난원형(卵圓形)으로 갈색의 외피에 싸여 있다. 이것에는 본래 리코린 등의 알카로이드나 정유가 포함되어 있어 유독하므로 식용으로는 부적당하니 주의해야 한다.

기타 효용 : 유선염(乳腺炎)일 때의 찜질 약으로서 효과가 있다. 초를 섞어서 사용하면 더욱 약효가 증가할 것이다.

25) 삼백초의 온압(溫壓)

톡 쏘는 냄새는 데카노일아세트알데히드. 설파민을 능가하는 항균력으로 종기 이외에도 무좀, 황색습진이 단번에 낫는다. 종기가 났을 때에는 잎을 약한 불에 구워서 종기 크기만큼 찢어서 붙이면 된다. 하루에 한두 번 바꿔 붙이면 고름이 나오고 2~3일 지나면 완치된다(2장 60을 참조).

26) 남천촉 잎의 흡입 작용

남천촉 잎 10장 정도를 깨끗이 씻어서 잘게 썬 것을 간다. 이것의 반 정도 분량의 밥을 섞어 다시 한 번 갈게 되면 풀처럼 된다. 이것을 헝겊에 펴 바른 다음 환부에 붙이는데 때때로 새것으로 교환해서 붙인다. 그러면 고름을 빨아내서 2~3일이면 낫는다.

27) 금잔화

악성의 종기나 부스럼에 잘 듣는 약초로, 잎을 불에 구워 붙이기만 하면 되는 식으로 간단하게 이용할 수 있다. 개구부(開口部)가 없는 종기에도 5장 정도의 잎을 번갈아가면서 붙이게 되면 고름이 나오게 되고, 치유되어 버린다. 이렇게 효과가 탁월

하므로 내복하게 되면 위가 헐은 것도 고칠 수 있다는 것은 제2장의 9에서 기술한 바 있다.

기타 효용 : 여드름이나 땀띠에도 같은 방법으로 사용한다. 땀이 나서 살이 쓸리거나 살이 맞닿는 부분이 짓무른 경우에는 잎을 갈아 참기름을 섞어서 사용한다.

28) 조릿대 목욕

조릿대를 깨끗이 씻어서 목욕 전에 욕조에 넣어둔다. 여름의 땀띠나 짓무름, 젊은 사람의 여드름 등은 1~2회의 입욕으로 완벽하게 나아버린다(3장 17을 참조).

29) 쇠뜨기와 알로에 잎의 즙

옻이 올랐을 때에는 뱀밥의 성분과 유사한 쇠뜨기의 잎이나 알로에의 잎을 비벼서 문지르면 깨끗이 낫고 가려움도 없어진다. 빨갛게 부었을 경우에도 1~2일 동안에 부기가 가라앉는다(1장 69와 80을 참조).

30) 활유(蛞蝓)를 검게 쪄서 구운 것

활유를 검게 쪄서 구운 것을 참기름으로 짓이겨서 붙여도 종기 등의 피부병에 놀랄 만큼 효과를 나타낸다. 활유를 쪄서 굽는 방법은 다음과 같다.

① 활유를 질그릇이나 법랑 냄비에 넣어 약한 불 위에서 천천히 느긋하게 찌듯이 굽는다.

② 몇 시간 지나면 활유가 검게 탄화되므로 이것을 꺼내 갈

아서 미세한 분말을 만든다.

③ 거기에다 참기름을 넣어가면서 귓불 정도의 무르기로 반죽해 그것을 붙이면 좋다.

31) 계란초

얼굴이나 손발에 검버섯이 피었을 경우엔 계란 초가 무엇보다도 잘 듣는다. 검버섯은 '사반(死斑)'이라고 해서, 중국인은 대단히 싫어하며, 생겼다 하면 곧장 이 계란초를 마셔서 고쳐버린다. 검버섯이 발생했을 경우 여성들은 미용상 특히 예민하게 받아들이게 되므로 빠른 치유가 현명하다.

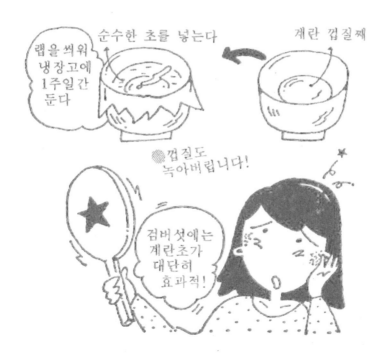

만드는 방법은 컵에 계란을 통째로 넣고 거기에 식초를 넣는다. 랩을 씌워 1주일 정도 냉장고 등에서 보관했다가 가제 등을 이용해서 걸러낸다. 한 번 복용할 때 3스푼 정도씩 마신다. 초로 인해 달걀의 껍질도 녹아버리게 되므로 진한 칼슘의 보급 원이 되는 것이다. 초의 주성분인 초산이 부신피질호르몬의 분비를 강력히 촉진시켜 몸에도 활력이 생기게 되며 만든 양을 다 먹어갈 즈음 되면 검버섯도 완전히 없어져 버리게 될 것이다. 부신피질호르몬과 초와의 관계를 규명해서 1964년에 노벨의학상을 수상한 리넨 박사(서독)와 브로프 박사(미국)를 예로 보더라도 그 효력에 대해서 새삼 말할 필요가 없을 것이다.

32) 가막조개 양갱

가막조개의 효용은 광대해서 약해진 위나 간장에는 천연 타우린, 호박산이 작용하여 건강을 회복시켜 준다 '토왕(土旺 : 입하, 입추, 입동, 입춘 전의 18일 간을 말함. 흔히 여름 토왕을 말함)의 가막조개는 배의 약'이라는 말이 전해오는데 그것은 인체의 해독 작용을 도와준다는 것을 체험했기 때문일 것이다. 타우린은 담즙 분비를 촉진하고, 유산의 증대를 억제하며 피로 회복의 기능을 활성화한다.

옛날 사람들은 장거리를 헤엄치기 전에 가막조개의 삶은 국물을 마셨다는 말도 전해오고 있다. 수영 중에 종아리에 나는 쥐, 즉 근육의 경련은 냉기와 이 유산의 트러블에 의한 것이므로, 그것을 예방하고자 한 선조들의 체험적인 지혜였던 것 같다. 타우린이 간장의 활동을 원활화시키면 검버섯이나 주근깨는 곧 없어져 버린다. 물론 간장 이상이 원인인 황달에 시달릴 경우에도 많은 도움이 될 것이다. 이런 이유로 가막조개를 권하는 것이다.

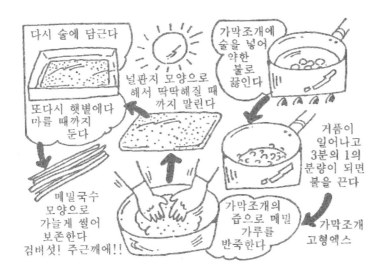

먼저 모래를 깨끗이 씻어낸 가막조개 5컵에 정종 5컵을 넣고, 약한 불에서 천천히 끓인다. 바짝 끓이면 냄비의 밑바닥에서 거품이 일기 시작한다. 그 양이 3분의 1정도가 되면 불을 끄고 그 즙에다 시판하는 메밀가루를 넣어 반죽을 한다. 이때 메밀가루의 분량은 5컵 정도면 된다. 이것을 납작한 모양으로 만들어 직사광선에서 말리게 되면, 얼마 되지 않아 딱딱해질 것이다. 그렇게 되면 이 마른 메밀덩어리를 쟁반 같은 곳에 담고, 술이 메밀덩어리 위로 찰랑거릴 정도로 붓는다. 이것을 다시 햇볕에 내놓는다. 자연적으로 마를 때까지 그대로 두기만 하면 된다. 딱딱하게 마르면 메밀국수처럼 가늘게

썰어 보존하는 것이다. 메밀국수 일인분을 기준으로 하루에 3
번씩 끈기 있게 계속 먹으면 거칠어졌던 피부도 생기를 되찾
아 윤기가 흐르게 될 것이다(2장 99, 7장 10을 참조).

33) 호박과 팥 요리

호박이 익어갈 무렵쯤 되면 이 요리를 만들어 먹어봄직하
다. 피부에 윤기가 나는 것뿐만 아니고 근본적인 체질 개선이
이루어져서 항상 젊고 싱싱한 피부를 유지할 수 있게 될 것이
다. 가정에서 일반적으로 이용하는 방법으로 하되 맛을 내기
위해서 술과 약간의 소금, 간장을 넣어보는 것도 있다. 이것
을 먹게 되면 갈증을 해소시켜 주고, 이뇨작용을 원활하게 하
여 부기가 빠지고 거친 피부도 생기를 찾게 되어 언제까지나
젊음을 유지할 수 있다. 뱅어포나 멸치 같은 생선을 넣으면
더욱 맛도 있고 칼슘 부족인 사람들에게 좋은 효과가 있다.
자주 먹음으로써 윤기 있고 탄력성이 있는 건강하고 젊은 피
부를 회복시켜 줄 것이다. 호박은 껍질까지 이용하는 것이 낭
비도 없고 효과 면에서도 좋다.

34) 위유 달인 물

얼굴이나 몸에 생긴 검버섯을 없애는 데는 위유를 이용하는
방법이 있다. 노인들에게 흔한 검버섯도 없애고, 젊은 여성의
경우에는 피부를 아름답게 가꾸는 데 도움을 준다. 그럴 정도
로 신진대사의 능력이 강하다고 볼 수 있다. 몸속의 이물질을
제거하여 본래의 활력을 회복시켜줌으로써, 그 작용으로 검버

섯도 없어진다. 피부도 하얗고 깨끗해서 열 살은 젊어 보일 것이다. 이 위유의 뿌리는 옆으로 뻗어가며 번성하는데 산에 가면 흔히 볼 수 있는 것이다. 그 뿌리를 말려 두었다가 필요할 때 달여서 물이 마시고 싶을 때 그 물을 대신 마신다. 오래지 않아 피부에 활력이 넘치는 자신을 발견하게 될 것이다. 뿌리를 캘 때 주의해야 할 점은 은방울꽃과 혼동하지 않도록 신경써야한다. 은방울꽃 뿌리는 유독성이 있기 때문이다.

기타 효용 : 초를 섞어 가며 짓이겨서 요통에 사용하면, 갖은 방법을 사용해도 낫지 않던 끈질긴 요통이 낫게 된다.

35) 목이버섯

불교의학에 충실한 태국인들은 목이버섯을 피부 미용식으로 이용한다. 태국은 기온이 높아 강렬한 향신료를 사용해서 입맛을 돋우거나, 다량의 수분 소모를 막기 위해서 지방질을 많이 섭취한다. 그리고 그런 모든 것들이 여성의 피부미용에 악영향을 미친다. 그런데 다소나마 그것을 막아주는 것이 목이버섯이다. 목이버섯을 이용한 음식을 상용하고, 다른 음식물에도 첨가해서 먹으면 강정식이 되는 것뿐만 아니라 미용에 탁월한 효력을 발휘하여 준다(2장 20과 66, 3장 55를 참조).

36) 정종의 매실장아찌 졸임

한 번 데웠다가 식은 정종이면 좋다. 정종 한 컵에, 매실장아찌 2~3개를 담가 1주일쯤 둔 것을 물일을 하고 난 뒤나, 잠자기 전에 손에 바르고 마사지를 해주면, 점점 매끄러워진다. 발뒤꿈치나 팔꿈치처럼 각질화된 거친 피부에 계속해서 사용하면 곧 깨끗하고 매끈해질 것이다.

37) 쌀겨

그릇에 쌀겨를 넣고 그 속에서 손을 비벼댄다. 이것을 매일 하다 보면 어느새 거칠었던 손의 피부가 부드러워진다.

38) 뜸

약국에서 약쑥을 구해 티눈의 딱딱한 중심부분에 한 번 뜸질하는데 10개를 사용한다. 아침저녁 1회씩 계속하면 다음날부터 아픔이 줄어들고 4~5일쯤 되면 통증이 가신다. 도중에 중지하면 효과가 없어지니 끈기를 요한다.

입욕 시에는 부드러워진 딱지를 벗기고 뿌리가 없어질 때까지 계속한다. 뜸질을 하면 뜨겁고 아플 것이라고 생각하겠지만, 티눈의 딱딱한 중심 부분에서 약쑥을 태우는 것이므로 뜨겁지는 않다.

39) 가지 꼭지

가지의 꼭지를 잘라낸 부분을 티눈에 대고 2~3분 가볍게 문지른다. 이것을 하루에 1~2회, 1주일쯤이면 티눈이 마치 때처럼 벗겨질 것이다.

40) 마늘 간 것

강판에 간 마늘을 환부 위에 붙이고 반창고로 움직이지 않게 고정시킨다. 이것을 되풀이하면 낫는데 환부 외에는 마늘이 안 닿게 주의해야 한다. 피부가 짓물러버리기 때문이다.

41) 쪄서 구운 은행 잎

은행나무 잎을, 법랑냄비에다 찌듯이 검게 구워낸 다음에 갈아서 분말을 만든다. 이 분말을 밥으로 이겨서 티눈에다 붙인다. 이것을 1주일~2주일 정도 꾸준히 하면 티눈은 깨끗이 빠져버릴 것이다.

> 홍색습진, 농가진(膿痂疹), 사마귀,
> 표저(瘭疽) 등 번지기 쉬운 피부병일 때

42) 시금치와 고춧가루 초

홍색습진뿐만 아니라 젊어서 대머리가 되는 것은 영양실조와 불결함이 주원인일 경우가 많은데 그래서 독신자의 병이라고 불리어 왔다. 이런 때는 우선 시금치나물부터 많이 먹는 것을 생활화한다. 그리고 데치지 않은 생잎을 손가락으로 으깨어 홍색습진에 바른다. 끈기 있게 계속하면 특수 성분인 비오틴이 효력을 발휘해서 머지않아 그 고통은 해소될 것이다. 게다가 고춧가루 초를 병용하도록 권해 본다. 말린 고춧가루를 초에 담그는 방법인데, 그 분량은 초를 넣은 병이 새빨개질 만큼 많이 넣는다. 그렇게 해서 1개월 이상 지나면 탈지면에 이것을 적셔 환부에 바른다. 시금치를 이용하는 방법과 병용해서 이용하게 되면 그 효력은 훨씬 빨리 나타날 것이다.

기타 효용 : 시금치와 고춧가루로 머리가 벗어진 것을 고친 사람이 많다. 젊은 사람이 대머리가 된 경우 초 대신 소주를 사용해 본다. 머리는 하루아침에 쑥쑥 자라나지 않으니까 끈기 있게 노력해야 한다.

43) 적토의 도포

홍색습진에는 벽에 칠하는 적토를 물에 풀어 환부에 칠하고 그 위에 종이를 대고 붕대를 감는다. 2~3회 반복하는 동안에 낫게 되므로, 흙을 몸에 바르는 것을 불쾌하게만 생각하지 말고, 병으로 고생하느니보다는 시험해볼 가치가 있다.

44) 참소리쟁이 뿌리의 도포

참소리쟁이에 대해서는 2장의 38에서 자세하게 설명했는데, 이 참소리쟁이의 뿌리를 깨끗하게 씻어 강판에 갈아 같은 분량의 초를 넣는다. 잘 섞어서 홍색습진에 문질러 바르면 몇 번 바르는 사이에 기막힌 효과가 나타날 것이다.

기타 효용 : 무좀에도 효과가 있는 것 같다.

45) 붕어를 쪄서 구운 것

잉어와 함께 붕어 또한 건강식품 축에 들어가는데 요즘은 식탁에서 흔히 볼 수 없게 되었다. 붕어를 건강식품으로 일컫는 것은 강장에 그만큼 좋기 때문이다. 붕어를 찌듯이 검게 굽는 방법은 법랑냄비나 질그릇냄비에 넣고 약한 불로 천천히 구우면 곧 연기가 솟아오른다. 그 연기가 더 이상 안 나오게 되면 불에서 내려놓고 도구를 이용해서 갈아 미세한 가루를 만든다. 이것이 악성의 종기나 머리의 기계충, 얼굴의 홍색습진에 뛰어난 효력을 나타낸다.

46) 먹물의 도포

아이들에게 흔히 생기는 피부병이 농가진이다. 이것은 다른 부분에도 잘 번질 뿐만 아니라, 곧 남에게도 전염하므로 주의해야 한다. 이런 때는 벼루에 먹을 갈아서 먹물을 붓으로 환부에 바르면 낫는다. 다만 동전 크기 이상으로 커졌을 경우에는 미루지 말고 병원으로 가는 것이 현명하다. 가렵다고 긁어대면 곧장 다른 부분으로 쉽게 번져 나가고 껍질까지 벗겨지게 되기 때문이다. 이럴 경우에 수건이나 다른 물건 등을 같이 사용하는 것은 금물이고 함께 생활하는 사람들에게 균이 옮을 가능성이 많기 때문에 각별한 주의를 요한다.

47) 사마귀를 태우는 방법과 율무

사마귀는 바이러스성 질환으로 암의 일종이라고 할 수 있다. 그러나 다행히도 생명과는 별 상관이 없으니 보기 흉하게 온몸으로 번지는 사마귀 종류도 있으므로 가능한 한 초기에 치료하는 것이 좋다. 남성은 얼굴이나 손에 많고, 젊은 여성은 성기 주변에 나기 쉬운데 이것이 처음 나는 어미 사마귀이다. 가렵기 때문에 무의식적으로 긁으면 다른 곳으로 자꾸 번져나간다. 이럴 경우에 선향(線香)으로 태워버리면 없어져 버릴 것이다. 이때 어미사마귀는 특별히 신경 써서 태워 버려야 한다. 그 다음에 4장 2에 있는 말고기 지방을 발라두면 화상의 자국은 남지 않는다. 도저히 태울 수가 없으면, 율무를 껍질째 달여서 마시거나, 또는 그것을 잘 씹어서 사마귀가난 곳에 바른다. 그리고 또 한 가지 방법은 율무 가루를 벌꿀로 이겨 사마귀에 바르는 것이다. 저녁에 바르고 자면 효과가 확실하게 나타난다. 이 방법을 이용해도 상당한 효과가 나타나지만 직접 불로 태워서 없애 버리는 방법보다는 즉효성이 없다.

기타 효용 : 티눈에도 효과가 있다.

48) 산 활유의 점액질

번져가는 성질의 사마귀에 특히 효력이 있는 것은 산 활유의 미끈미끈한 점액질이다. 이것을 가장 큰 어미 사마귀에 바른다. 어미 사마귀가 없어져 버리면 나머지 사마귀들도 어미 사마귀가 없어진 뒤 5~6일쯤 되면 없어진다(5장 30을 참조).

49) 가지 꼭지 문지르기

가지를 갈아서 그것을 붙여두는 것도 방법이지만, 옛날부터 가지 꼭지를 사마귀에 문질러 떼어 왔다(5장 39를 참조).

50) 차 찌꺼기

전통차 등을 마시고 난 뒤에 남는 차 찌꺼기를 조금 사마귀에 겹쳐서 붙이고 반창고로 고정시켜둔다. 찻잎을 날마다 교환해 주기를 꾸준히 하다보면 점점 사마귀가 작아져서, 3주일쯤 지나면 깨끗이 없어져 버린다. 크고 오래된 사마귀는 잎

위에 기름종이를 덧씌우고 완전히 밀봉한 상태로 반창고를 붙여두면 효과가 커진다.

51) 미꾸라지 껍질

살아있는 미꾸라지를 길게 갈라 껍질이 미끈미끈한 쪽을 표저(생인손)인 손가락 끝에 감듯이 싼다. 마르면 다시 바꾸기를 여러 차례 하는 사이에 낫는다.

기타 효용 : 아직 곪지 않은 얼굴에 난 종기에도 좋다.

52) 생계란

초기의 표저라면 생 계란의 껍질에 환부의 손가락이 들어갈 만큼 구멍을 뚫어, 이 구멍에 손가락을 넣고 눈높이보다 조금 높게 치켜든 다음 계란의 내용물이 흘러나오지 않도록 주의하면서 40~50분 그대로 있는 방법이다.

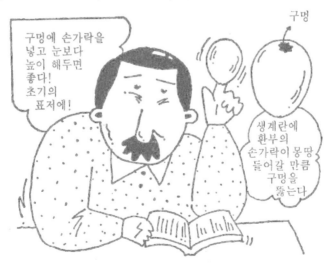

책상에 팔꿈치를 세우고 하면 비교적 편하게 할 수 있는데 다소 힘이 들더라도 그 시간 동안만 참아내면 뛰어난 효과가 있다.

53) 가지 꼭지 구운 것

가지의 꼭지를 그늘에 말려 이것을 질그릇냄비나 법랑냄비에 넣고 뚜껑을 덮고 약한 불로 천천히 굽는다. 연기가 나지 않게 되면 불에서 내려 도구를 이용하여 갈아 미세한 분말을 만든다. 이 분말을 참기름으로 질척할 정도로 이겨 표저의 환부에 바르고 붕대를 감아준다. 발라둔 것이 마르면 새것으로 교환하며 계속하다보면 아픔이 가시고 나을 것이다(9장 37을 참조).

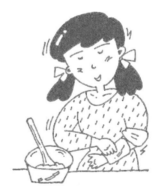

| 6장 |
신경장애, 당뇨병,
어깨결림, 요통 등의 증상

여유를 갖고자 한다는 말은 그만큼 세상이 메마르고 살아가기가 힘들어졌다는 증거이다. 그 결과 당연한 일이지만, 언제나 정신적으로 긴장한 상태에 있다 보니 신경 작용이 균형을 잃게 되고 내장기능도 저하시켜 여러 가지 나쁜 증상을 유발시키는 원인이 된다.

고대 희랍의 의성(醫聖)이라고 불리는 히포크라테스는 인간의 자연치유능력을 반영하는 의술을 폈다. 그리고 그 근본적인 대원칙은 지금도 변함이 없다. 의학이라고 하면 흔히 서양의 근대의학만을 생각하는 경향이 있는데, 병의 초기단계에서는 무엇보다도 자신의 노력여하에 달려 있는 '식사 섭생'이라는 방법도 의학의 범주 속에는 있다는 것을 잊어서는 안 된다. 요컨대 인간의 자연 치유능력을 살린 가정 치료법을 십분 활용해 보기를 바라는 것이다. 그것은 정신적인 치료까지도 포함하고 있기 때문이다.

정신적인 안정과 건강이 없이는 육체적인 건강을 바랄 수 없는 것이다. 가정에서 꼭 할 수 있는 방법이란 조금만 신경쓰면 누구든지 할 수 있는 간단한 방법에서부터 이루어지기 때문에 자신의 건강을 신경 쓰는 사람이라면 주저하지 말고 시행해 볼 가치가 있다.

노이로제나 불면증, 히스테리나 신경과민증일 때

1) 산초나무 열매 분말

육류나 아이스크림, 주스 등 당분이 들어가 있어 단맛이 있는 것은 뇌의 세포로부터 칼슘을 빼앗는다. 그 결과 신경이 안정되지 않고 초조하거나 흥분상태가 계속되므로, 약초 등을 이용하는 방법은 물론 식이요법에 의해서도 신경을 진정시키도록 한다. 그래서 육류나 과자류의 섭취를 줄이는 반면에 야채류를 다양한 형태로 많이 먹으면서 개선해 나간다. 노이로제에는 산초나무의 열매를 갈아서 미리 준비한 쌀가루와 섞어서 잘 반죽해 쌀 알 크기로 만든 것을 5~10개 공복 시에 먹는다. 이것을 며칠간 꾸준히 계속하면 뇌의 활동이 활발해지고 생기가 넘쳐 기분도 상쾌해질 것이다. 산초나무의 분말과 쌀가루를 섞어 반죽할 때, 약간씩 물을 넣으면 반죽하기가 쉬워지므로 요령껏 해본다.

2) 뱀장어 경단 즙

여름에 뱀장어에 대한 말은 너무나 많이 들어서 식상해져 버린 감이 있을 테지만 그래도 역시 뭐니 뭐니 해도 스태미나 회복에는 이것 이상이 없을 정도로 최고이다. 육체뿐만 아니라 정신적인 면으로도 말이다. 뱀장어를 통째로 사다가 식칼로 두들긴다. 그런 다음 소량의 소금과 시판되고 있는 소흥주(紹興酒)를 넣어서 익혀 경단을 만드는 것이다. 그런 다음 돼지 뼈를 삶아 수프를 만들어, 소금을 넣어 간을 맞추고, 전에 만든 뱀장어의 경단을 넣어 파를 큼직큼직하게 썰어 띄우는 것이다. 머리, 뼈, 간 등 모든 것이 함유되어 있으므로 강한 효과가 나타난다. 그것은 다량의 비타민A뿐만 아니라 칼슘도 충분하기 때문이다. 뱀장어구이도 뛰어난 음식이지만, 경단 즙을 만들면 느끼한 맛이 없어 매일 자주 먹을 수 있다. 이것으로 경미한 노이로제 증상과 불면증이 있던 사람도 생기발랄해지고, 왕성한 활동력을 보일 것이다.

기타 효용 : 부정맥(不整脈), 성능력 감퇴 등에도 효력을 발휘한다.

3) 잉어 머리와 돼지 골을 섞은 것

어류 중에는 비타민A의 효력이 거의 없는 것이 많은데, 이에 반해 잉어는 1,700IU라는 압도적인 수치를 갖고 있다. 그러므로 이 음식을 복용하게 됨으로써 쓰러지기 직전이던 신경도 정상적으로 되돌아올 것이다. 조리 방법은 듬성듬성 썬 잉어의 머리를 국물로 부드럽게 될 때까지 고다가 거기에 돼지 골을 넣고 간장으로 살짝 간하면 된다. 빠르면 이것 한 번으로 좋아지고, 그렇지 않으면 2~3회 쯤 더 만들어 먹으면 거의가 완쾌될 것이다. 또 기분이 가라앉는 정도의 가벼운 노이로제일 때에는 잉어의 머리와 팥을 곤 것을 먹으면 효과가 있다. 신경이 활발하게 작용하고 성 호르몬도 꽤 자극된다.

기타 효용 : 잉어의 머리와 돼지의 뇌를 고아서 강정식으로, 잉어의 머리와 팥을 삶은 것은 신장병, 당뇨병, 음위에 효력이 있다.

4) 돌외

햇볕에서 말린 것을 분말로 만들든지 가늘게 썰든지 해서 뜨거운 물을 부어 마시는 것으로, 다른 보통의 차를 마시는 방법과 다를 바 없다. 그러나 이것을 마심으로써 노이로제 기미는 깨끗하게 제거될 것이다. 그리고 무엇보다도 세포를 젊게 해주어 몸속의 여러 해묵은 독을 배출시켜, 기분도 상쾌하게 해주는 게 여간 기쁘지 않을 것이다(11장 26을 참조).

기타 효용 : 암 예방으로 유명한 게르마늄의 함유량이 뛰어나다. 물론 암세포를 소멸한다고는 단언할 수 없으나, 적어도 예방 효과가 있는 것에 대해서는 이미 정평이 나있다. 정력증강의 왕좌에 있는 인삼이 무색할 만한 사포닌 함유량도 주목되고 있으며, 기타 허약체질이나 당뇨병, 음위에도 강력하게 작용하고 있는 것으로도 알려지고 있다.

5) 참여로를 달인 즙

여름철의 산행 때 그냥 지나칠 수 없는 것이 연분홍의 작은 꽃을 피우는 참여로이다. 이 약초는 향기가 훌륭해 약간 바꿔 말하자면 부작용이 없는 각성제라고 할 수 있다. 인체에 전혀 해가 되지 않는 유익한 각성제인 셈이다. 꽃송이를 위주로 해서 잔 가지째 꺾어 이것을 말렸다가 끓여 맛을 우려내서 사용하게 되는데, 한 번 복용함으로써 피로했던 심신이 금세 회복될 것이다. 무작정 흥분된다기보다는 숙면하고 나서 맛볼 수 있는 그런 상쾌함을 느낄 수 있다. 가라앉았던 기분은 순식간에 사라져 버린다. 물론 중독성은 없으므로, 수험생이나 각성제 중독환자에게 가르쳐주고 싶을 정도이다. 너무 입욕 시간이 길어 정신이 몽롱할 때도 잎을 따다 물에 달여서 마시면 상쾌해진다. 이것은 신경을 회복시키는 데는 확실한 효과가 있다고 말해도 좋을 것이다.

기타 효용 : 복통에도 효과가 있다.

6) 참깨 등 종자류

참깨 등 씨앗 종류에도 칼슘이나 레시틴이 많고 이것이 뇌나 신경을 건강하게 하고 작용을 강화시켜 준다. 중국이나 소련에서 해바라기 씨나 소나무의 열매, 호박, 수박의 씨를 상식하고 있는 일은 유명하며, 그것이 신경 안정을 유지하는 데는 안성맞춤이기 때문이다.

기타 효용 : 심장병, 류머티즘, 허약체질 개선, 그리고 정력 증강에 효과가 있다.

7) 行者마늘

일본의 북해도에서는 옛날부터 북해도파라고 부르고 있지

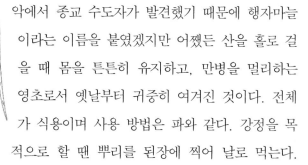

만, 산지에는 어디서나 자생하고 있는 파와 같은 풀이다. 산악에서 종교 수도자가 발견했기 때문에 행자마늘이라는 이름을 붙였겠지만 어쨌든 산을 홀로 걸을 때 몸을 튼튼히 유지하고, 만병을 멀리하는 영초로서 옛날부터 귀중히 여겨진 것이다. 전체가 식용이며 사용 방법은 파와 같다. 강정을 목적으로 할 땐 뿌리를 된장에 찍어 날로 먹는다. 그러나 노이로제와 같은 신경증에 사용하는 것이라면 풀 전체를 말려서 두었다가 파처럼 썰어 음식마다 넣으면 그 효과는 뛰어날 것이다. 예를 들면 라면에 넣거나, 생선찌개, 된장국에 넣는 등….

기타 효용 : 허약체질, 신경통, 현기증에 효과가 있고, 즙으로 만들어 먹으면 아이들의 야뇨증을 치유하고 어른의 경우는 유정(遺精)에도 효과가 있다.

8) 대추술

술을 담그는 것 이외에도 설탕절임, 벌꿀절임으로 해도 좋은데 같은 대추라도 만일 구할 수 있으면 멧대추를 사용하는 편이 효과적이라는 설도 있다는 것을 소개해 둔다. 대추의 사촌으로 열매가 둥글고 좀 신맛이 나는 과일인데 이것을 햇볕에다 말렸다가 망치 같은 것으로 자근자근하게 두들겨서 소주에 담근다. 그렇게 해서 1개월쯤 재워두었다가 필요할 때 잠자기 전에 한 스푼씩 먹으면 신경이 안정되고 숙면할 수 있게 된다. 이렇게 며칠 계속 먹다보면 노이로제도 말끔히 낫게 될 것이다. 멧대추가 아니더라도 일반적인 보통 대추로도 같은 효과를 기대할 수 있다(2장 19를 참조).

기타 효용 : 위경련에도 좋다.

9) 조릿대차

조릿대의 다당류는 암을 제압하는 특수 성분이 있지만, 지금까지는 확실한 효력이 있는지는 분명히 밝혀지지 않고 있다. 그러나 악성의 종기에는 예로부터 꾸준히 사용되어져 왔다. 이것을 마시면 체내에 있는 노폐물을 모두 몸 밖으로 배출시켜서 신진대사를 원활하게 하여 신경 불안이나 스트레스를 해소시켜 주고, 노이로제나 불면증을 낫게 하는 효과가 있기 때문이다. 그 이유는 신경세포가 원활화되는데 필요한 칼슘이 이 조릿대에 함유되어 있는 비타민K에 의해서 점점 증가되기 때문이다(3장 17을 참조).

기타 효용 : 천식, 고혈압, 강장에 효과가 있고, 복용하는 것과 목욕 시에 희석해서 이용하는 것을 병용하면 습진에도 효과가 있다.

10) 구기자나무 뿌리 달인 물

말린 뿌리에다 적당량의 물을 붓고 그 물이 반이 될 정도로 달인 물을 매일 한 컵쯤 마시면 좋을 것이다(6장 62, 18장 11을 참조).

기타 효용 : 당뇨병, 음위, 불감증, 신장병, 간장병 등에도

탁효가 있다.

11) 솔잎의 분말

솔잎에 함유되어 있는 옥실팔티민산은 젊음을 유지시켜주는 데 강력한 작용을 한다. 그 결과 백발이 방지되고, 피부가 아름다워지고, 여러 가지의 성인병이 예방된다. 옛날부터 솔잎이 신선의 식사라고 불려진 것도 이런 연유에서일 것이다. 그리고 또 한 가지의 근거로 솔잎에는 신경을 안정시켜 주는 성분이 있다고 한다. 믹서 등에 간 솔잎에다 벌꿀을 풀어 연일 복용하게 되면, 얼마 되지 않아 기분이 맑아지고 지금까지 우울했던 '마음의 상태'가 말끔히 치유되는 것을 자각하게 될 것이다(3장 6과 7, 6장 26, 10장 26을 참조).

12) 계란초

이미 앞에서 몇 차례 소개했듯이 계란을 껍질째 초에 재워 두었다가 걸러낸 즙은 칼슘을 비롯해, 각종의 유효 성분을 낭비 없이 체내에 받아들일 수 있게 한다. 그리고 이 칼슘이야말로 신경 안정에 절대적으로 필요한 성분인 것이다. 히포크라테스도 이것을 사람들에게 권했을 정도로 효과가 인정된 것이다(3장 19, 5장 31을 참조).

13) 자소 잎 주스

스트레스로 인한 정신불안, 노이로제는 화학약품만으로 고칠 수 없는 병이다. 정신안정제 같은 약품의 활용은 임시방편적인 방법이지 결코 근본적인 치유책은 될 수 없다. 부자연스러운 환경에서 발생한 '마음의 병'은 자연스런 환경에서 대자연의 산물인 천연의 재료로 치유하는 것이 역시 자연 속의 일원으로서 인간의 심신에는 좋은 것이다. 그 방법 중의 하나가 자소 잎 주스를 마시는 것이다. 한 번 마시는 분량은 자소 잎 10장 정도를 갈아 마시면 되는데 입맛에 안 맞는 사람은 다른 야채류와 섞어서 만들어 마셔도 된다. 자소 잎의 유화아릴이나 유화프로필아릴의 냄새도 노이로제에 수반되는 불면증에 효력을 나타낸다. 매일 자기 얼마 전에 이것을 복용해야 하는데 그때 생잎을 베개 맡에 놓아두고 자게 되면 이중으로 효과가 작용해 쇠약해진 신경을 건강하게 하면서 강정에도 탁효가 있다는 것은 이미 널리 알려진 사실이다(제3장 56을 참조).

14) 피콜로당근

피콜로당근은 비엔나 소세지 정도의 크기로 붉은 색이 선명하다. 비타민A가 다른 것보다 월등하게 함유되어 있어 일명 '밭의 뱀장어'라고도 할 정도이다. 잎도 함께 먹으면 비타민C가 충분히 섭취된다. 날것으로 먹으면 좋은데 단맛이 있기 때문에 아이들도 굉장히 좋아한다. 잎우엉은 신기한 뿌리채소로 보통의 우엉과는 달리 아주 작은 뿌리에 잎이 무성한 뿌리식물인데 전체를 식용할 수 있다. 신경 회복을 돕는데 더할 데 없이 유용한 것이 이 우엉인데, 신경 정상화에 필요한 증혈, 정혈을 하는 엽록소도 먹을 수 있는 것이, 이 우엉의 또 하나의 장점이다.

하야테양파는 엄지손가락 두 개 정도의 크기로 혈액을 정화하고 체질의 균형을 유지시켜 주는 알칼리성 식품인 양파의 성분과 유사하고 통째로 먹을 수 있는 야채이다. 이런 야채를 날로 씹어 먹는 습관을 갖는 것만으로 노이로제 따위는 얼씬도 못할 것이다. 이런 야채의 또 한 가지 이점은 관상용으로도 쉽게 재배할 수 있다는 사실이다.

기타 효용 : 폐암 예방, 강정에도 약효가 있다.

15) 민물 게와 자주쓴풀

옛날에 선비들이 과거를 치르기 위해 당일 집을 나서기 전에 이것을 달인 물을 마셔 긴장되고 흥분된 신경을 안정시켰다는 기록이 남아 있다. 물론 그 효과는 지금이라고 해서 변할 리가 없다(2장 8과 87을 참조).

16) 생 양파 달인 물

불면증이라는 것은 비타민B의 부족으로 일어나는 증상이다. 이 비타민B$_1$의 흡수를 높이는 것이 양파의 유황분 티오알데히드이다. 그래서 양파를 썰어 베개 밑에 놓아두는 한편 양파의 얇은 껍질 한 줌에 5컵의 물을 넣어 그것이 3컵의 분량으로 줄 정도로 끓여 식힌다. 이 물로 양치질을 하거나 또는 마시고 잠들면 불면증으로 시달리는 일은 없을 것이다.

17) 당귀 달인 물

초목이 무성한 여름철의 야산에 마치 불꽃 축제라도 벌어진

듯이 갖가지 꽃들이 만개한 속에서 흰 꽃을 흐드러지게 피우고 있는 식물을 볼 수 있다. 줄기는 진한 보라색을 띠며 연한 편이고, 잎은 우상복엽(羽狀複葉)인 식물로 중국에서는 당귀(當歸)라고 부르고 있다. '마땅히 돌아간다'고 하는 의미를 갖게 된 옛 일화가 있다. 부인병에 걸린 것을 수치스럽게 여긴 아내가 집을 나가 버리자 남편은 근심한 나머지 노이로제에 걸리게 되었다. 그런데 아내는 이 약초를 이용해서 병이 낫게 되자 다시 남편에게로 돌아왔는데, 남편이 노이로제에 걸려 있었던 것이다. 그래서 남편에게도 이 약초를 복용케 하여 노이로제를 치유했다고 한다. 그때부터 그 풀을 당귀라고 부르게 되었다고 한다. 문에 발을 수 없이 꼬아 늘여 놓은 것 같은 당귀 뿌리를 썰어 그늘에 말린다. 이것에다 적당량의 물을 부어 그 물이 절반 정도로 줄어들 때까지 달인다. 이 물을 꾸준히 복용하게 되면 자율신경 실조증이 정상적으로 회복되며 호르몬의 분비도 원활해져서 노이로제는 물론 불면증이나 신경과민증도 치유된다(제10장 3을 참조).

기타 효용 : 성기능도 회복된다. 이 당귀나무를 목욕물에 우려서 사용하면 하반신을 따뜻하게 하고 혈액 순환을 순조롭게 해서 신경을 안정시켜 준다.

18) 모란 뿌리 달인 물

말린 뿌리에다 적당량의 물을 넣고 그 물이 반이 되도록 달여서 복용한다. '신경을 안정시키고 혈관을 깨끗하게 한다'고 고서에도 적혀 있다. 이것은 자궁병이라고 불리는 히스테리에도 효과가 있다고 한다(2장 71을 참조).

기타 효용 : 생리 불순, 치질에도 효과가 있다.

19) 다시마, 가다랭이포, 멸치 등을 쪄 말린 것

가정 내 폭력, 비행소년을 가진 부모에게서 상담을 요청받았을 때 언제나 멸치 넣은 된장국을 먹이느냐고 물어보면 한결같이 잘 먹이지 않는다거나 하는 대답을 한다. 범죄자나 병약자가 어른일 경우에도 같은 질문을 해보면 거의 마찬가지인 대답을 듣게 되는데 우연의 일치라고 웃어넘기기에는 어딘지 석연찮은 면이 있다. 이렇게 최근에는 멸치 종류 같은 식품의 이용률이 저조해져 가는 안타까운 현상을 보여주는 일례라고 할 수 있다.

오늘날 미국에서 주목하고 있는 '정상분자의학'이라고 말하는 것도 간단히 말하면 이와 같은 것을 연구하는 의학을 말하는 것이다. 요컨대 영양의 불균형이 육체적인 면뿐만 아니라 정신적인 면까지 비뚤어지게 하고 있다는 것에 주목한 의학이다. 정신 안정을 저해하는 요인 중에서 칼슘 부족으로 인한 것은 치명적이라는 사실을 말해 주는 것이다. 그런 연구에 관한 말을 듣지 않고서도 그런 것들은 이미 우리들의 체험적인 지식으로서 충분히 알고 있는데도 불구하고, 칼슘의 보고(寶庫)인 멸치 류 같은 생선을 도외시하고 있는 현실이 매우 유감스럽다.

간혹 칼슘제를 남용하는 사람도 있는데, 식품 중에 포함된 칼슘이 아니면 그냥 배설되어 버리기 때문에 아무런 소용이 없다는 것은 이미 과학적으로도 입증된 바 있다. 그러므로 된장국 등을 끓일 때 다시마나 가다랭이포, 멸치 류 등으로 국물을 우려내면 맛도 좋고 영양 면에서 뛰어날 뿐만 아니라 아이들에게 '씹는' 것을 가르치기 위해서도 절호의 기회가 될 것이다. 최근에는 햄버거나 스파게티 등의 범람으로 아이들이 딱딱하게 씹히는 것을 기피하는 경향이 강해져 그 결과 턱의 근육이 제대로 발육하지 못해 약해지고 치열까지 나빠지고 있다는 현상이 눈앞에 펼쳐지고 있다. 이야기가 조금 빗나가기는 했지만, 멸치 류처럼 쪄서 말린 것들 속에는 인, 철, 나트륨, 칼륨 등이 다량으로 함유되어 있다. 이것만으로도 건강한 육체를 만드는 데 한 몫을 단단히 하게 될 것이다.

20) 파 뿌리에 된장

대파는 건강한 두뇌를 만드는 약으로서 옛날부터 알려져 왔다. 흰 뿌리를 날 것으로 한 번에 5cm 크기의 것 4~5개씩 식사 때마다 먹게 되면 불면으로 고생하는 일 없이 숙면할 수 있게 될 것이다.

신경통, 관절염이나 류머티즘, 통풍, 편두통, 어깨결림, 50대에 흔한 견비통(肩臂痛), 그리고 요통이나 갑작스런 허리 디스크가 되었을 때

21) 고추냉이의 도포

신경통이나 류머티즘은 장마철이면 더 각성을 부린다. 쿡쿡 찌르거나 켕기듯이 아프기 시작하면 고추냉이를 강판에 갈아 환부에 바르면 통증이 가시게 될 것이다. 통증을 자극하여 반사적으로 아픈 감각을 부드럽게 하는 역 요법의 하나이다. 꽃 고추냉이, 잎 고추냉이 등의 흰 꽃과 줄기를 잘게 썰어 무를 간 것과 잘 개어서 바르는 게 잘 듣는다고 말하는 사람들도 있지만, 보통의 경우 뿌리와 줄기 외에는 입수하기가 어려우니 먼저 소개한 방법을 이용하는 게 용이할 것이다. 다만 가루 고추냉이나 갠 고추냉이로는 효과가 없고, 생 고추냉이만이 유효하다는 것을 유념해야 한다.

22) 멧미나리 달인 물

미나리를 뿌리째 그냥 먹어도 좋지만, 약용으로 쓰기 위해서는 말린 것을 물이 반으로 줄게 달여 그것을 하루에 2~3회, 반 컵씩 복용한다. 피를 깨끗하게 걸러주는 작용이 뛰어나서 그 효과는, 신속하게 나타날 것이다(3장 16을 참조).

23) 산귀래(山歸來) 달인 물

말린 뿌리 한 줌에다 3컵의 물을 넣어, 그 물이 반이 될 때까지 달인 것을 하루 세 번으로 나누어서 복용한다. 조금은 귀찮더라도 꾸준히 매일 복용하게 되면 머잖아 효과가 나타나고 기분까지 상쾌해질 것이다(5장 19를 참조).

24) 올리브유를 바름

올리브유를 환부에 폭넓게 바르고 일광욕을 한다. 그러면 체내의 칼슘이 이온화되어, 아픈 것이 빠르게 완화된다.

25) 양고기를 바름

누구나 손쉽게 구할 수 있으면서 간단한 방법으로 먹을 수 있는 강정식이라고 하면 양고기일 것이다. 그것도 지방분이 많은 고기가 좋은데, 식칼로 두들겨 부드러운 상태로 만들어 마늘을 넣으면 효과가 무척 빠르게 나타난다. 성적인 강장 효과를 기대할 수 있는데 소금으로 간을 하면 맛도 배가될 것이다. 이렇게 하기 전에 날고기를 얇게 썰어 신경통이나 류머티즘의 환부에 붙이면 곧 열이 가시고 아픔도 줄어든다. 원래 양을 사용해 치료를 시작했던 사람은 징기스칸이었다고 한다. 안장에 쓸려 군마의 등에 생긴 상처를, 군량용으로 갖고 있던 양을 이용해서 고친 것이 시초라고 한다. 양의 살을 베어서 말의 상처 난 등에 붙여줘 치료하고 난 후에 나머지는 모두가 먹고 스태미나를 길렀다고 하니까 양고기는 여러 가지로 도움이 되는 식품이라고 말할 수 있을 것이다. 그런데 우리들이 그것을 이용할 때의 한 가지 주의 사항으로는 신경통 등의 치료에 사용할 경우에는 구이로 쓰기 위해 얇게 썰어 간장에 재워 둔 것을 써서는 안 된다는 것이다. 오히려 환부를 악화시키는 경향이 있기 때문이다.

26) 솔잎의 녹즙과 차

솔잎을 갈아서 하루에 3회 환부에 바른 다음 기름종이를 대고 따뜻하게 찜질을 해주면 효력이 있을 것이다. 그리고 그늘에서 말린 솔잎을 썰어 차로 마시면 효과가 더욱 증진된다 (3장 6, 10장 26을 참조).

기타 효용 : 솔잎차는 혈압 안정, 빈뇨증에 유효하다.

27) 삼백초 달인 물

강한 해독자용으로 인해 신경통에도 특효약으로 되고 있다. 하루에 필요한 적당량은 말린 것 한 줌 정도이다. 이것에 물 3컵을 붓고 그 물이 반이 될 정도로 끓인다. 그래서 그것을 복용하는 것이다. 어떤 학자는 효력을 부정한 적도 있었는데, 최근에 실시한 성분조사 결과 성분 중의 크엘티트린이라는 것이 암 예방에 큰 효력이 있다는 사실이 밝혀진 바 있다(2장 60과 104, 3장 23과 42와 64, 5장 25, 9장 18과 33을 참조).

기타 효용 : 심장병, 신장병, 성병, 부인병, 고혈압, 축농증, 변비, 치질 등등 만병통치약이라 할 수 있다.

28) 쑥차

그늘에서 충분히 말린 쑥을 한 움큼 따뜻한 물에 넣어 우려 내 차처럼 마신다. 이것을 매일 6개월 정도 계속하면 신경통 류머티즘에 분명하게 효과가 나타날 것이다.

29) 석산(石蒜) 뿌리 간 것

좌골신경통에는 석산의 구근을 강판에 갈아 헝겊에다 펴 발라서 이것을 환부에 대는 것이다. 붙이고 있는 것이 어느 정도 마르면 다시 새것으로 바꾸어 붙이기를 몇 차례 반복하는 동안에 나아버릴 것이다. 이미 잘 알고 있으리라 생각하지만 이 뿌리를 먹는 것은 극히 해로우므로 주의해야 한다.

30) 콩 초절임

신경통에는 콩을 깨끗이 씻어서 완전히 물기를 뺀 다음에 순수한 쌀초에 3일쯤 재웠다가 하루 5~6개씩을 먹는다. 3개월 쯤 지나면, 활동하기에 꽤나 불편을 느꼈던 팔도 꽤 편해질 것이다(3장 50을 참조).

기타 효용 : 고혈압에 탁효가 있다.

31) 여름밀감 술

여름밀감 4개를 잘 씻은 다음 둥글게 썰어 주둥이가 넓은 병에 넣고 벌꿀과 술을 1.8리터 정도 넣은 다음 밀봉한다. 이것을 어둡고 시원한 곳에서 4개월쯤 재워둔다. 그 기간이 지나면 여름밀감 조각들은 건져내 버리고 술을 매일 밤 한 스푼씩 마시고 잠자리에 드는 것이다. 따뜻하게 해서 마시면 맛도 좋고 효과도 좋아지는데, 이것을 꾸준히 몇 개월 복용하게 되면 신경통이나 근육통은 사라져 버릴 것이다.

32) 비파 잎 액즙

비파의 생잎을 적당한 크기로 썰어 주둥이가 넓은 병에

2/3 정도로 채워 넣은 다음 거기에 시판되는 에타놀을 잎이 덮일 정도로 넣는다. 1주일쯤 지나서 잎이 엷은 자색이 되는데 건져내 버린다. 엷은 자색을 띤 액체만 남게 되면 이것이 비파 잎의 액즙이다. 이것을 신경통이나 류머티즘의 부위에 하루 3회쯤 바르면서 생잎을 불로 따뜻하게 데워서 환부를 찜질해 준다. 이것을 4~5개월쯤 꾸준히 하면 나날이 나아지는 것을 체험할 수 있을 것이다(4장 42를 참조).

33) 칡과 돼지고기 스프

홍콩에서는 신경통 치료 방법으로 너구리와 뱀과 칡을 선두로 약 25종의 약초를 달여 마시고 있다고 하는데 꽤나 효과가 있다고 한다. 그러나 우리들에게는 좀 거리가 먼 듯한 감이 있어 선뜻 손이 가질 않을 것이다. 그래서 이것 역시 홍콩 등지에서 사용하고 있는 방법 중의 하나로서 쉽게 이용할 수 있을 것 같아 소개해본다.

칡과 돼지고기를 고아 만든 수프를 복용하는 방법으로, 이때 칡은 뿌리만을 사용한다. 칡뿌리를 손수 구하기 어려울 때에는 한약방이나 시장 등지에서 구입하면 될 것이다. 사육되는 돼지 중에는 호르몬제나 항생물질을 먹은 것들이 많은데 약으로서는 부적합하다. 가능하면 자연 방목한 것을 선택하는 게 좋은데, 그것이 어려운 경우에는 알칼리식품으로 사육된 돼지를 사용하는 게 좋다. 이 돼지고기와 같은 양의 칡뿌리를 적당한 크기로 썰어 섞은 다음에 반나절 정도 약한 불에서 푹 고아 농축 스프를 만든다. 이것을 마시면 곧장 신경통이 근치된다고 자신 있게 말할 수는 없지만 통증만은 꽤 빠르게 가신다는 것만은 틀림없는 사실이다. 일단 한 번 해봐서 몸에 맞는다고 생각되면 물로 끓이지 말고 율무차로 끓인다. 이 방법을 이용하면 아픈 것이 재발되지 않는다는 사람이 있는데, 경우에 따라서는 율무를 껍질째 한 줌 물에 불렸다가, 그 물로 끓이면 효과가 있다고도 한다. 또 송진을 딱딱하게 말렸다가 그것을 분말로 만들어 몹시 아플 때 복용하면 진정제 역할을 한다는 것을 겸해서 소개해 둔다(2장 82를 참조).

기타 효용 : 돼지고기와 칡뿌리의 수프는 여성과 남성 모두에게 강정제로서 이용할 수 있다.

34) 율무 밥

1인분을 기준으로 한줌 정도 껍질을 깨끗이 벗겨낸 알맹이를 쌀과 섞어서 밥을 지어 먹으면 신경통과 류머티즘에 효과가 좋다. 율무만을 잘 씹어서 환부에 붙여도 효력이 있다.

35) 생강과 토란을 간 것

생강과 감자를 강판에 갈아서 섞은 것으로 온찜질(뜨거운 물에 담가서 적신 헝겊에다, 내용물을 펴 발라 환부에 대는 방법 ― 헝겊의 양쪽을 잡고 중앙 부분만 뜨거운 물에 담갔다가 물기를 짜낸 것을 쓰는데 화상을 입지 않게 주의해야 한다)을 하기만 하면 되는데, 이 방법만으로도 꽤 효과가 있다. 갑자기 생긴 통풍이나 류머티즘의 통증을 가시게 하는 데는 적격인 방법이다.

목욕물에 생강을 간 것을 풀어 넣고 목욕을 하고 나서 이 방법을 병행하면 더욱더 효과가 있다. 생강은 날것을 사용해도 좋지만 햇볕에서 말린 걸 사용하면 신진대사를 촉진해서 더욱 효과적이다. 또 연뿌리를 갈아 그 즙을 이용해서 온찜질을 하는 것도 효과가 기대되는 방법인데, 이방법과 병용해서 목욕 시에 사용하는 물 속에 마늘 한 쪽 정도를 넣어 사용하는 방법을 실시하면 효과적일 것이다.

기타 효용 : 생강을 갈아 반 컵 정도의 뜨거운 물에 넣어서 마시면 숙취에 좋고, 벌꿀을 넣으면 천식의 구급약이 된다. 인도나 중국에서는 입덧이 났을 때 생강즙을 먹어 진정시킨다고 한다. 뿐만 아니라 임신기의 이상과식증이나 결식증을 정상으로 되돌리는 약으로서도 쓰이고 있다.

36) 닭의장풀의 녹즙

다른 야채 주스 등과 섞으면 마시기가 쉽다. 나물이나 무침, 된장국의 건더기로 사용해도 효과가 있다(3장 41을 참조).

37) 고춧가루 참깨 초

가능한 한 검은깨를 사용하는 게 좋다. 흰색이나 금색의 참깨도 성분상으로는 다르지 않지만 함유량이 뒤떨어지기 때문이다(3장 10, 11장 10을 참조).

기타 효용 : 순수한 것으로 만든 고춧가루 참깨 초라면 사마귀도 떨어진다.

38) 쇠물푸레나무 달인 물

이 쇠물푸레나무는 본래 눈병 등이 났을 때 사용하는 약초인데 이 나무껍질을 벗겨서 햇볕에 말려 물이 반이 될 만큼 달인 물을 이용하면 통풍에도 잘 듣는다. 하루 한두 번씩 꾸준히 복용해야 한다 (9장 4를 참조).

39) 개다래나무 달인 물

통풍은 '관절에 유리 조각을 끼우고 문지르는 것처럼 아프다'고 아픔을 호소한다. 그 통증은 주로 엄지발가락 등에 잘 나타난다. 그것은 체내에 쌓인 요산(尿酸)이 주범이라고 할 수 있다. 갑작스럽게 몰려드는 통증을 멈추게 하는 데는, 생강과 토란(감자)을 갈아 즙을 내서 온찜질을 하는 방법을 이용한다. 비파의 생잎사귀를 한쪽 면만 불에서 구워 내 엄지발가락 등의 환부에 붙이는 것도 한 방법이다. 외출할 때는 이 편이 편리할 것이다. 그러나 일단 통증이 가시면 또 병에 대해서 무감각해져버리는 것이 사람이다. 그러나 그것은 일시적으로 통증만 가셨을 뿐 근본적인 치료가 이루어진 것이 아니다. 그런 만큼 병을 뿌리째 뽑아버리는 근본적인 치료를 강구하는 것이 필요하다고 할 수 있을 것이다. 그래서 개다래나무의 열매에다 적당량의 물을 붓고 그 물이 반이 될 때까지 달여 복용하는 것이다. 열매가 없을 경우에는 덩굴과 잎도 상관없다. 정성껏 꾸준히 복용하면서 구기자차나 비파차 등을 병용해서 마시게 되면 근본적인 체질 개선이 이루어지게 되어 통풍 따위로 시달림을 받게 되는 일이 없어지게 될 것이다. 때때로 잡곡밥을 먹어주면 금상첨화지만 흰 설탕 종류는 해롭다는 사실 또한 첨부해 둔다. 끝으로 통풍은 체질적인 요인에 의해 발병되는 것이므로 화학약품으로는 절대로 근치할 수 없다는 것도 명심하기 바란다.

40) 개다래나무 열매의 소금 절임

개다래나무의 열매는 '먹는 온천'이라고 불리어질 만큼 하반신에 온기를 불어 넣어주는 식물이다. 그리고 아침에 습관적으로 그것을 먹으면 왕성한 스태미나가 생긴다. 보통의 경우에는 과실을 소금 절임을 했다가 먹는데, 벌꿀이나 소주에 담가도 맛있으므로 기호에 맞는 방법을 택해서 가능하면 집에서 직접 만들어 사용하는 것이 좋다.

하루에 한두 개 정도 먹는 것이 적당한데 과식하면 코피가 난다. 이 방법과 병용해서 개다래나무의 열매를 으깬 액체에 환부를 담그거나 그 액체를 발라 주는 것도 좋을 것이다. 그 밖에 잎, 줄기, 열매 등 모두 함께 욕조에 넣어 목욕하는 방법도 있는데, 이렇게 하면 여성 특유의 불감증이나 냉감증도 낫는다.

41) 오갈피나무 술

오갈피나무는 강가나 잡목림, 또는 야산 등에 자라고 있는 식물로 기회가 닿아 발견하면 뿌리째 캐다가 얼마쯤 마당에 심었다가 무성하게 자란 후에 뿌리는 오가피주를 만든다. 잎이나 줄기로는 차를 만들거나 떡이나 밥에 섞어서 이용한다. 오갈피나무 술의 역사는 중국의 경우만 보더라도 3천여 년의 전통이 있는 것으로 오가피주라고 말하면 대부분이 알고 있을 정도이다. 각 가정마다 만드는 독특한 비법이 있는 듯하지만 주원료가 오갈피나무인 것은 틀림이 없는 사실이다. 이 약초에 함유되어 있는 알라킨산, 팔미틴산은 나쁜 콜레스테롤을 제거하여 동맥경화를 예방해 준다. 그래서 모세혈관 속에서도 피가 잘 통해 팔, 허리, 어깨의 결림 증상을 유발시키는 혈액 순환 정체화가 사라지고 점점 가뿐해지는 몸을 자각하게 될 것이다.

42) 털머위 잎의 생즙

생잎사귀를 문질러 비벼서 나온 즙을 탈지면에 묻혀, 환부 주변을 찜질하면 된다. 하루 수차례 되풀이해서 2~3일이 경과하면 뻐근했던 어깨가 가벼워지는 걸 느낄 것이다(4장 11과 36을 참조).

기타 효용 : 치통일 경우에는 환부 주변의 잇몸을 찜질한다. 타박상에도 같은 방법으로 치유한다.

43) 제비꽃 생 잎사귀를 소금으로 문질러 비빈 것

생잎사귀를 소금으로 문질러 비벼서 하루에 수차례씩 며칠 동안 계속해서 붙이면 견비통, 요통, 관절염에 효과가 나타난다(4장 40을 참조).

44) 인동 덩굴 달인 물

요통, 어깨가 뻐근할 때 효과가 있다. 말린 것을 썰어 넣어 끓여 두고 물이 마시고 싶을 때마다 물 대신으로 마시면 시간이 조금 걸리겠지만 꾸준히 마시게 되면 점점 효과가 나타나게 될 것이다. 또 알로에 즙을 바르는 것도 효과가 있으므로 써보는 것도 나쁘지는 않을 것이다(1장 1, 8장 19를 참조).

45) 마늘과 계란 분말

마늘 30개 정도를 가능한 한 자잘하게 썬다. (물을 조금 넣고 믹서로 갈아도 좋다) 이것을 약한 불로 30분쯤 잘 저으면서 조리면 수분은 증발하고 끈적끈적해진다. 이런 상태가 되면 계란 4~5개쯤을 깨 넣고 다시 수분이 없어질 때까지 잘 저으면 나중에는 반죽하는 느낌이 드는데 이러는 동안에 곧 여우색이 된다. 그러면 이것을 옮겨 분말을 만든다. 관절염에 이 분말을 매일 자기 전에 한 스푼씩 복용하는 것을 몇 주일간 꾸준히 하게 되면 아픔이 가실 것이다(3장 3을 참조).

46) 자소 달인 물

자소의 줄기를 3cm 정도의 길이로 썰어 잘 씻은 것에다 물 5컵 정도를 부어 끓인다. 그 물이 반이 될 정도가 되면 불에서 내려놓는다. 보리차와 같은 빛깔이 나는데 이것을 식사 때마다 물대신 마시면 머지않아 뜨끔뜨끔 쑤시던 것도 누그러지게 되고 1개월 정도 지나면 요통은 말끔하게 나아버릴 것이다(5장 16을 참조).

47) 달팽이 분말

갑자기 허리가 삐끗하여 아프고 움직일 수 없는 병에는 칼슘을 충분히 보충시켜서 뼈마디가 삐어져 물러나는 일이 생기지 않을 튼튼한 요추(腰椎)를 만드는 일이 중요하다. 그렇지 않으면 골반 조정 등의 물리치료로 고친다 하더라도 일시적인 효과만 있을 뿐 또 재발하기 때문이다. 이 요법을 이용하고자 할 때 달팽이가 없을 경우에는 우렁이로 대용해도 효력에는 크게 상관이 없다(2장 67, 8장 1, 9장 21을 참조).

48) 삼백초와 무 잎의 건엽탕

그늘에 말린 삼백초나 무의 잎을 헝겊 주머니에 싸서 욕조에 넣고 입욕하면 요통에 대단히 효과적이다.

기타 효용 : 냉증에 뛰어난 효과가 있다.

49) 벌꿀

편두통은 대부분 한쪽 머리나 때로는 양쪽에 일어나는 통증으로 구역질이 뒤따르기도 한다. 가벼운 발열과 함께 일어나는 두통, 고열과 의식의 불명을 수반하는 심한 두통, 구역질과 시력의 장애를 수반하는 두통, 이상 혈압을 수반하는 두통, 이목구비 등의 발병으로 인한 두통 등 노이로제 증상일 때의 두통 등과는 달리 발작적으로 격렬하게 일어나는 것이

특징이다. 시력이 떨어지거나 사물이 아물거린다거나 시야의 일부가 이지러지는 일이 있는데 그런 증상은 조금 있으면 정상으로 좋아지기도 한다.

이 편두통은, 부인병에 의해서 일어나는 경우도 있지만 대체로 뇌의 혈액순환이 발작적으로 장애를 일으키는 결과로 발병하는 것이 보통의 경우이다. 아무래도 이것은 간질병과 밀접한 관계가 있는 것 같으므로 발병 시에는 식이요법을 실시해보는 것과 함께 의사에게 상담과 아울러 정밀검사를 받아보는 것이 좋다. 병원에 다니면서 집에서 할 수 있는 식이요법 중의 하나가 벌꿀 요법이다. 통증이 생기면 곧장 한 스푼을 먹는다. 30분쯤 지나면 통증이 가시기 때문이다. 그러나 이것은 임시방편에 불과하다. 체질 개선책으로서의 식사 섭생을 하고자 할 때 부인병이 원인일 때는 다음에 소개되는 쑥을 달인 물을 이용하는 방법을 이용해 보도록 한다(2장 18, 5장 7, 9장 5, 11장 24를 참조).

50) 쑥을 달인 물

하루에 한 줌 정도 말린 잎에 적당량의 물을 부어 그 물이 절반 정도로 줄어들 때까지 끓여 마신다. 이 방법은 편두통을 유발시키는 원인이 부인병에 있다는 것이 확실할 때 이용한다. 역시 부인병이 원인일 때 참깨를 함께 먹으면 혈액의 정화도 한몫 거들어 점차로 편두통이 사라지게 될 것이다(1장 54, 3장 33과 54를 참조).

51) 두릅나무 차와 푸른 야채

봄철의 두릅나무의 새싹은 산채 요리로 애용된다는 사실은 이미 잘 알려져 있으나, 이 두릅나무가 당뇨병 치료에 진가가 있다는 사실은 얼마나 알고 있을까 싶다. 원래 당뇨병은 인슐린 요법이나 병원에서 실시하는 식이요법에 의해서 완치된 예가 드물다. 그것은 의사가 더 잘 알고 있는 사실일 것이다. 그래서 당뇨병은 평생의 병이라고 불리어지는 것이다. 이 당뇨병 자체는 그렇게 위협적인 병이 아니다. 그러나 다른 합병증을 유발시키는 도화선이 되어 치명적인 타격을 받게 되는 것이 무서운 것이다. 이 당뇨병은 성인병의 하나로서 일종의 사치 병, 또는 근대병이라고 말하여지고 있으나 요즘에는 연령층이 성인에만 국한되지 않고 심지어는 어린아이들까지 고생하는 사례를 보게 되었다.

당뇨병이라고 판명되는 순간부터 평생의 병과의 길고 긴 투쟁이 시작된 셈이다. 그러나 이 구제의 길은 '말(馬)'이 되는 것이 최상책이다. 요컨대 말처럼 푸른 풀(과일 채소류)을 먹고, 말처럼 달리고, 말처럼 일하는 것이다. 이 삼(三) 원칙을 지키면 낫는다고 말해도 좋을 것이다. 그래도 말처럼 채소만을 먹는 것에도 한도가 있다. 그래서 야채 주스를 마시는 것이다. 하루에 한 잔, 가능하면 아침식사 전에 마시는 것만으로도 많은 양을 생식하는 것 이상의 효과가 있다. 물론, 이 이외에도 야채 섭취는 필요하다. 야채를 많이 먹으면 매실의 살, 어육이나 신맛이 나는 음식이 먹고 싶어진다. 그리고 신맛이 나는 것을 먹으면 채소가 먹고 싶어지는 것이 건강한 인간의 몸을 보호하고 유지하기 위한 자연스러운 건강 순환의 법칙이다.

이런 식의 식이요법을 하면서 일에 열중하면서 열심히 살다 보면 반드시 회복되는 전기를 붙잡을 수 있을 것이다. 게다가 더욱 더 효과를 높이기 위해서는 두릅나무를 이용하는 방법을 병용하는 것이다. 그러므로 초봄이 되면 두릅나무를 뿌리째 채집해 둔다. 특히 당뇨병에는 뿌리와 줄기가 유효하기 때문이다. 그늘에서 말려 뒀다가 앞에서 소개한 방법들처럼 끓여 두고 물처럼 마시면 되는 것이므로 방법은 간단하다. 계속적인 인슐린 요법은 혈관 계통에 부작용을 유발시키는 예도 있지만 두릅나무는 그런 염려는 전혀 안 해도 된다. 이 두릅나무는 야산 등의 양지바른 곳이라면 흔하게 자생하고 있으므로 누구나가 쉽게 채취할 수 있는데, 이 때 한 가지 유의할 점은 날카로운 가시에 찔리는 것을 조심하는 일이다. 그런데 가시가 날카로운 두릅나무일수록 약효가 뛰어나다. 위암에도 효과가 있다고 하는 사람도 있지만 효력에 대해서는 아직까지 확실치 않다. 그러나 당뇨병에 대해서는 특효가 있는 것만은 확실하다.

기타 효용 : 고혈압, 신장병, 간장병에도 효과가 있다.

52) 물에 불린 생콩

당뇨병에 걸리면 간장의 글리코겐이 혈액 속으로 녹아 나오므로 에너지가 자주 없어져 쉽게 피로를 느낄 뿐 아니라 힘이 들게 된다. 글리코겐은 몸에 필요한 에너지원으로서 필수 아미노산군을 체내에서 만드는 것을 말한다. 콩 속에는 필수 아미노산군이 많이 포함되어 있는데 그 중에 아스파라긴산, 치토신, 로이신 등은 잘 알려져 있다. 그래서 하루에 최소한 10개 정도를 생식하면 효과가 있다. 상당히 콩 비린내가 나는데 씹은 즉시 물을 마셔버리면 조금 나을 것이다. 그냥 마른 콩은 딱딱하기 때문에 사 온 콩을 물에 담가 불렸다가 사용하면 번거롭지 않으면서도 훌륭한 약이 될 것이다.

53) 다시마와 콩 조림

간장을 살짝 넣고 삶은 다시마와 콩의 조림을 적은 양이라도 매일 꾸준히 먹으면 당뇨병에는 유력한 치료식이 된다. 콩은 물론 다시마가 고혈압을 치료하는 데 한몫을 할 것이다(3장 35를 참조).

54) 씨와 함께 먹는 포도

꾸준히 포도만을 먹고 난치병이 나았다는 사례들을 유럽에서는 흔히 듣는다. 보통의 경우에는 3개월 정도 꾸준히 먹으면 낫는다고 하는데 이때는 다른 음식물, 특히 수분은 일체 먹지 말고 포도를 씨와 함께 먹는다. 프랑스, 스페인의 수도원에서는 씨와 함께 갈아 짠 즙을 갖가지 병에 사용해왔다고 하는데 그 유래가 천 년이나 된다. 그 갖가지 어려운 병 중에 당뇨병도 포함되어 있으므로 시도해 봐도 좋다고 여겨지지만 병이 병이니 만큼 굳은 의지와 끈기가 필요할 것이다.

기타 효용 : 위궤양, 고혈압, 빈혈, 신경통, 피부장애, 음위에도 효과가 있다.

55) 참취를 달인 물

운이 나쁘면 인슐린이 췌장암의 요인이 되기도 한다. 그 점에 있어서 참취가 안성맞춤인데 다만 부작용이 없는 대신에 꾸준히 느긋하게 복용해야만 한다(8장 13을 참조).

56) 돼지 췌장에 옥수수수염이 든 수프

이것은 돼지의 췌장을 얇게 썬 것에다 이뇨작용이 강한 옥수수의 털 1개분을 뜯어다 넣은 소금 맛이 나는 수프이다.

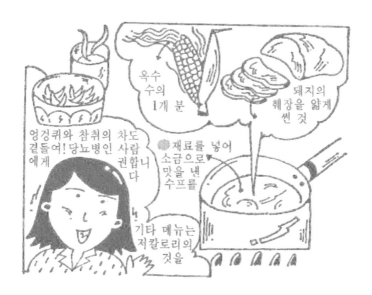

당뇨병 환자에 맞는 식단의 한 예이다. 그러므로 췌장을 삶은 것에다 넣는 메뉴를 바꾸거나 다른 저칼로리의 음식을 곁들이거나 하는 것은 식성에 따라 조정한다. 그리고 엉겅퀴의 샐러드를 곁들이며 말린 참취를 썬 것을 넣어 끓인 물을 응용한다. 이런 식으로 식이요법을 실시하여 5일쯤 지나면 신기할 정도로 당의 유출이 멈추게 될 것이다. 엉겅퀴는 인슐린 분비를 촉진하는 진기한 약초의 하나로 관절염이나 간장 피로를 고치며 담석을 유출시키는 데도 효과가 있는 약초이다. 이와 같은 식이요법을 계속해서 혈당치가 정상적이 되었다고 하더라도 완치된 것은 아니다.

57) 호박과 참취차

여름철은 당뇨병 환자에게 곤욕스러운 계절이다. 평상시에도 갈증이 생기는 병인데 여름철에는 땀의 분비 등으로 더욱더 많은 물을 마시게 되어 그 악영향으로 건강에 악화를 초래하기 때문이다. 이럴 때 호박과 참취차가 도움이 될 것이다. 참취의 효용에 대해서는 앞에서 (6장 55)에 기술했으므로 생략하고자 한다. 여름이 제철인 호박은 췌장에 작용해 인슐린의 분비를 촉진해주기 때문에 애용하면 좋은데 이때 한 가지 유의점으로는 흰 설탕을 사용하지 않아야 한다는 것이다. 맛을 내고자 할 때는 흑설탕이나 약간의 벌꿀을 이용하는 게 좋다. 무말랭이처럼 호박 말랭이를 만들어 뒀다가 수프를 만들어 먹어도 좋을 것이다. 인슐린 요법을 하고 있는 당뇨병 환자는 거의가 여름을 타는 경우가 많으며 이럴 때 비타민제 등의 유혹을 강하게 느끼는데 결코 좋은 결과를 가져오지 못하므로 연용하는 것을 피해야 한다. 호박 같은 야채는 과식을 해도 전혀 해가 없는 천연의 약재이다.

58) 버섯

가지와는 잘 어울리므로 함께 샐러드를 만들어 먹으면 좋은데 다만 한꺼번에 많이 먹는 것은 피하도록 한다. 1회 분량으로 1개 정도가 적당하며 버섯은 소화가 잘 안 되기 때문이다. 잘 이용하면 더없이 좋은 약도 과용하면 화를 불러들인다는 사실을 유념해서 실시하는 게 현명할 것이다(2장 98을 참조).

59) 보리밥

쌀밥이나 흰 빵과는 달리, 같은 전분질이라도 보리밥에는 혈당의 상승을 억제하는 성분이 있으므로, 보리밥을 주식으로 이용하는 것이 도움이 될 것이다.

60) 꼬투리채로 먹는 강낭콩의 녹즙

췌장의 작용을 강화하고 인슐린의 분비를 촉구하며, 혈당을 정상화시켜주는 작용이 있으므로 이것을 갈아서 즙을 만들어 마신다. 미국의 의학계에서는 꼬투리채로 먹는 강낭콩, 양배추의 변종, 당근, 상치를 각각 같은 분량의 즙을 섞어 하루에 500cc(동양인일 때), 그리고 당근과 시금치의 같은 분량을 혼합한 즙을 하루에 300cc씩 따로따로 마시면 아무리 악성일지

라도 반드시 치유된다는 학설이 정론화되고 있으므로 소개해
둔다.

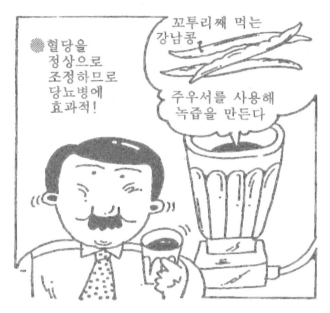

61) 진황정 술

잘게 썬 뿌리와 소주의 분량을 1:3으로 해서 3개월 이상
재워 두었다가 매일 한두 스푼씩 마신다. 잎은
데쳐 나물을 만들고, 꽃이 있으면 홍차에 띄우고
줄기는 말려서 차의 재료로 쓴다. 물론 끈기 있게 꾸
준히 실행해야 하는 것은 두말할 필요가 없는데 계
속하는 동안 진황정의 강한 정혈작용이 작용해서
당뇨병은 낫는 것이다.

채집할 때 독사나 기타 뱀들이 모여드는 일이 있으므로 주
의해야 한다(10장 19를 참조).

62) 구기자차

구기자를 구해다 차를 만들어도 좋고 벌꿀과 술을 부어서 구기자술을 만들거나 데친 나물, 또는 구기자의 순을 넣고 밥을 지어 먹으면 좋다.

기타 효용 : 신장병, 그 중에서도 악성인 신장결핵의 특효약으로도 쓰인다. 불감증, 정신착란, 음위에도 효용이 있다.

7장

천식 따위의 증상이나
어린이가 걸리기 쉬운 병

'시대의 진보는 환경의 퇴보'라는 현상은 날이 갈수록 심해져 가는 공기 오염의 심각성을 대변해 주고 있다. 그만큼 지구를 감싸고 있는 대기오염으로 인해 생기는 갖가지 악영향을 가장 민감하게 느끼는 것이 사람에게 있어서는 호흡기관이다. 그런 만큼 이런 악영향에 대한 강한 저항력을 배양해 두지 않으면 안 된다. 화학 약품 등을 사용하는 임시방편적인 대책이 아니라 근본적인 체질 개선을 이루어 건강한 생활을 영위해 나가는 것이 무엇보다 우선되는 중요한 점이다. 도중하차 하는 일이 없이 끈기 있게 꾸준히 실시해야 한다는 전제하에 지금부터 소개하는 방법이라면 틀림없이 체질개선이 이루어져 호흡기 질환의 병이 치유될 뿐 아니라 근본적으로 병과는 무관할 정도로 건강해 질 것이다. 일시적으로 즉각 효과를 나타내는 화학약품의 사용과는 다른 민간요법의 또 하나의 훌륭한 면모일 것이다.

1) 선인장

선인장은 알로에 이상으로 친숙한 식물이다. 특히 천식에는 빼놓을 수 없는 것 중의 하나이다. 천식에 걸려서 화학약품을 잘못 사용하게 되면 심장에 커다란 타격을 주게 되며 그게 아이일 경우에는 오히려 고통을 수반하며 무서운 결과를 초래하게 된다. 더구나 병원에서는 천식의 원인을 찾기 위하여 주사에 의한 반응 실험을 실시하는 경우가 있는데 마지막에는 주사 공세를 당하는 일도 있을 수 있는 것이다. 그럴 경우가 발생했을 때 아이의 심리적 고통은 이루 말할 수 없을 것은 물론 이를 지켜보는 부모의 심정도 오죽하겠는가. 그래서 호흡기관에 강한 저항력을 길러주기 위해서는 실내에서의 과보호는 역효과이므로 조금은 가엾고 불안스러울지라도 가능한 한 환경에 적응하게 만들면서 선인장의 잎을 먹인다. 이때 어른은 약간의 쓴 맛쯤은 참고 먹으니까 그것으로 효과를 기대할 수 있겠지만, 아이는 바로 먹이면 싫어하므로 선인장 잼을 만들어서 먹인다. 잎을 썰어 벌꿀에 재워서 한 달이 지나면 맛있는 잼이 만들어지므로 이것을 먹는 것이다. 하루에 한두 번 동전 크기의 조각을 한 개씩 계속해서 복용하게 되면 그 괴로운 기침이 멈추게 될 것이다. 꾸준히 복용하게 되면 멀지 않아 저항력이 강한 체질이 되어 완치될 것이다. 다만 한꺼번에 많이 복용해서는 안 된다. 어른아이 할 것 없이 알로에처럼 설사를 하게 된다(2장40, 3장 40, 4장 38을 참조).

2) 오이 즙

천식 발작이 일어나는 경우를 유심히 관찰하면 심신이 야무지지 못한 상황일 때 많이 발생하고 있는 것 같다. 어떤 의미에서는 '응석 병'이라고 말해도 좋을 것이다. 그러므로 어른의 경우라도 마음을 약하게 먹으면 천식의 발작은 언제까지나 낫지 않고, 아이의 경우 힘들어하는 걸 보고 감싸주고 응석을 받아주게 되면 진척이 있기는커녕 오히려 악화시킬 뿐이다. 천식이란 심리적인 영향이 매우 강한 병이기 때문이다. 즉, 아이일 경우 관심을 끌고 응석을 부리고 싶을 때일수록 천식의 발작이 일어나는 경우가 적지 않은 것이다.

병원에 가도 처방으로는 기관지 확장제의 아드레나린의 투여가 고작이다. 아드레나린이란 부신(副腎)에서 나오는 호르몬인데 마시면 일시적으로 좋아지지만 호르몬 분비를 활발하게 하는 것은 아니므로, 곧 원래 상태대로 돌아가는 것은 말할 것도 없는 현상이다. 이 약을 먹지 않고 근본적으로 체내의 아드레나린의 분비를 촉진시키려면 강인한 심신을 가지고 순 식초를 마시는 것이다. 그렇게 하면 부신이 잘 작용해서, 그 분비가 촉진된다. 그러므로 천식의 기미가 보이면 먼저 약부터 찾지 말고 자신의 뺨이라도 때릴 정도의 독한 마음을 갖는 것만으로도 첫걸음은 내딛는 셈이다. 짜릿하게 신경을 긴장시키는 일이 우선 최초의 예방과 치료이기 때문이다. 이렇게 해서 자연치유능력을 키워야 하며, 화학약품을 멀리하는 노력을 않으면 특히 천식은 낫지 않는다. 화학약품에 부작용이 있다는 것을 누구나가 인정하는 사실이다. 그래서 언제나 구할 수 있는 오이 즙을 사용하기를 권한다. 발작을 미연에 막는 가장 좋은 묘약이기 때문이다. 오이는 고도의 알칼리성 미네랄 식품이고 정혈작용이 강렬하여 몸의 불순물뿐 아니라 쓸데없는 염분까지도 배출시켜 준다. 그러므로 식용하는 방법으로서 오이의 식초 요리, 그리고 오이 즙이 천식에는 효과적인 것이다.

3) 도라지 달인 물

도라지 뿌리는 건강 자연식품 그 자체다. 깨끗이 씻어 말린 도라지에 적당량의 물을 넣고 물이 반쯤 되게 끓인다. 이 물이 듣기에 거북할 정도의 소리가 나는 기관지염에도 좋다는 건 이미 널리 알려진 사실이다. 이 물만 마시기가 조금 역겨우면 벌꿀을 조금 섞어서 복용하면 쉽게 마실 수 있을 것이다 (1장 84를 참조).

4) 오갈피나무 달인 물

가을이 되면 1mm크기의 검은 열매가 열리는데 이것을 구해서 같은 양의 물을 붓고, 물이 반 정도까지 줄었을 때 불에서 내려 열매를 걸러내고 달인 물에 흑설탕을 넣어 다시 달인다. 얼마쯤 달이면 물이 걸쭉해지는데, 이것을 천식이 일어날 때 하루에 한두 번 한 스푼 정도씩 복용하면 좋아진다(6장 41을 참조).

5) 민들레 녹즙

가능한 한 꽃이 피기 전의 민들레를 모아 믹서기 등을 이용해서 간다. 이것만 마시기 어려우면 다른 주스와 섞어서 마셔도 좋다(제2장 4를 참조).

기타 효용 : 위장병, 담즙촉진, 젖이 나게 하는데, 치질, 변비, 해열에도 뛰어난 효과가 있다.

6) 매실 초와 열탕에 탄 연의 즙

매실 초의 효용은 1장의 8에서 자세하게 기술했는데 여기에 연의 즙을 그대로 섞어서 열탕을 탄 것을 마시면, 금세 발작은 멈춰지고 당분간 계속해서 마시면 천식이 완전히 나아버리게 될 것이다.

7) 벌꿀을 탄 뜨거운 물에 살구 씨를 넣은 것

천식 환자에게 있어서는 찬바람 부는 계절은 괴로운 계절이다. 한기가 발작을 돋우기 때문이다. 발작을 일으킬 기미가 느껴지면 곧 따뜻한 벌꿀 물에 말린 살구 씨를 넣어 씹으면서 마시면 대단히 효과적이다. 이 속에는 소량의 청산(靑酸)이 함유되어 있으므로, 많이 먹으면 오히려 독이 되므로 어른일 경우에는 5개 정도, 어린이일 경우에는 3개정도 먹으면 된다.

8) 수세미 물

수세미는 인도의 불교의학에서는 확실하게 인정된 천식 치료약인데 그 덩굴에서 물을 채취하는 일은 언제나 가능한 것이 아니다. 수세미 물은 저온에 보존하면 5년 정도는 이용할 수 있으므로 한꺼번에 많은 양을 심어 여름철에 그 수액을 채취해 두면 좋다. 마시는 분량은 한 번에 반 컵 정도가 좋다.

9) 감자 찜질

감자를 갈아, 이것을 가제에 싸서 물기를 조금 짜낸다. 그런 다음 감자와 같은 분량의 밀가루를 섞고 생강도 전체분량의 10분의 1정도쯤 되게 갈아 넣고 잘 섞는다. 이것을 헝겊에 1cm 정도의 두께로 펴 발라서 가슴에 붙인다.

10) 바지락 껍질의 분말

햇볕에 말린 것을 잘 부수어 미세한 분말로 만들어서 하루에 3회, 한 번에 반 스푼 정도를 복용한다. 검게 쪄서 구운 것을 분말로 만든 것도 상관없다. 껍질의 칼슘이 진정작용에 효력이 있기 때문이다. 다만 백일해는 심한 기침이 오래 계속되어 식욕도 떨어지고 몸이 쇠약해져서 폐렴 따위의 다른 병을 일으키기 쉽기 때문에 의사의 진찰을 받아야 한다. 전문적인 치료와 함께 이와 같은 방법을 병용하면 효과가 빨라지지만, 바지락 껍질을 복용하는 방법만으로 완치된다고는 자신할 수 없다. 심하면 극한 상황에까지 갈 수 있으므로, 반드시 정밀검사를 받아야 한다.

11) 귤껍질과 곶감

백일해에 귤껍질을 말린 것(한방에서는 잘게 썬 이것을 진피(陳皮)라고 한다)을 귤 2~3개 분과 곶감 1개를 물을 붓고 달여, 물이 반의 분량으로 줄어들면 먹는다. 중증의 환자일 경우에도 꽤 효과를 나타낸 사례가 있어, 역시 의사의 치료와 병행하기를 권한다(1장 43과 59를 참조).

12) 검은콩을 삶은 국물

백일해에는 이 국물이 좋다.

검은 콩에 흑설탕을 약간 넣고 물을 부어 끓인다. 처음 물의 양의 5분의 1정도의 분량이 되면 다 끓은 것인데 발작이 일어났을 때 먹이면 효과가 있을 것이다(11장 23을 참조).

13) 범의귀의 즙

백일해, 경련, 짜증에 좋다.

어린아이들은 왕성하게 성장하면서 몸에 비해서 많은 양의 칼슘을 필요로 한다. 부모는 무의식적으로 아이의 요구에 따라 단 과자를 생각 없이 주기 쉬운데, 이 속에 함유되어 있는 설탕이 몸속의 칼슘을 빼앗아가기 때문에 단것을 지나치게 섭취하면 신경에 이상을 초래하는 경우가 생긴다. 그래서 갖가지 스트레스가 약해진 신경을 자극하기 때문에 짜증을 나게 하므로 흰 설탕이 함유된 과자는 삼가야 한다. 한편 경련도 거의 그것과 같은 이유로부터 일어나는 증상인데, 이 경우는 특히 신경질적이며 체격이 가늘고, 흉곽이 편평하며 빈혈질의 약한 체질을 가진 아이에게 많이 볼 수 있는 것이다. 따라서 짜증을 낼 경우에는 칼슘을 빼앗는 과자나 아이스크림, 주스 등의 음식물은 가능한 한 삼가고 칼슘이 많은 식품을 먹여야만 한다. 그러면서 범의귀 즙을 마시게 한다(1장 77, 9장 11을 참조).

기타 효용 : 여성의 히스테리, 간질에 입의 양끝을 옆으로 힘주어 끌어당겨, 범의귀 즙이 기관에 들어가지 않도록 충분

히 조심하면서 먹인다. 섣불리 손가락을 안에 넣고 입을 벌리려고 하다 손가락을 심하게 물릴 염려가 있다.

어지럼증, 일어섰을 때에 느끼는 현기증 외에 중이염, 외이염에도, 생잎을 짠 즙을 귓구멍에 몇 방울 떨어뜨리면, 효과를 나타낸다.

14) 콩을 잘게 씹었을 때의 숨

날 콩을 입에서 잘게 씹어 비린내 나는 숨을 입에다 담아 경련을 일으킨 아이의 목구멍에 대고 불어 넣어주면 경련이 멎는다(6장 53을 참조).

15) 연철초(連鐵草)차

창에 흔히 발처럼 늘어뜨려져 매달린 풀. 이 잎을 따서 말려 차로 만들어 식혀 두었다가, 밤중에 우는 갓난아이에게 먹이면 점점 그 버릇이 없어질 것이다.

16) 잔대 즙

인삼과 비슷한 모양의 뿌리를 강판에 갈아 즙을 짜서 야뇨증의 아이에게 마시게 하면 증상이 잡힌다.

기타 효용 : 어른에게는 강정제가 되고, 잔대를 굵직하게 썬 것과 호도를 넣은 즙과 분말을 먹으면 효과가 즉각적으로 나타난다. 모유를 잘 나오게 하며, 복용 방법은 대개 약용주로 하거나 된장절임이나, 술지게미나 미림(味淋) 찌꺼기 따위에 절여서 먹는다.

17) 감꼭지 달인 물

야뇨증 증상이 있는 아이가 있는 가정에서는 감을 먹고 난 후에 꼭지를 버리지 말고 실에 꿰어서 말렸다가 이것을 물이 반 정도로 될 때까지 달여서 아이에게 먹이면 야뇨증이 낫게 될 것이다.

기타 효용 : 어른, 아이 할 것 없이 딸꾹질에 잘 듣는다.

18) 호장근 달인 물

말린 뿌리에 적당량의 물을 붓고 물이 반의 분량이 될 정도로 달인 것을 마시면 야뇨증에 효과가 있다. 한편 신기하게 이뇨작용도 있는데, 어느 쪽이 됐든지 이상을 정상으로 하는 작용이 있다고 하는 것은 확실하게 규명되지 않고 있다.

19) 볏 구이

수탉의 볏이 하반신에 온기를 불어 넣어주기 때문에 엄동설한에는 대단히 좋은 식품이다. 비타민B_{12}와, 철분이 풍부하므로 강정제가 되고 빈혈증인 사람에게도 좋은 식품이다. 먹는 방법은 구워서 조미한 국물에 넣어서 먹는데, 또 다른 방법으로는 수프를 만들어 먹으면 볏의 모양이 부담스럽지 않고 먹기에도 좋다(8장 40, 10장 18을 참조).

기타 효용 : 어른에게는 전신 권태, 불감증, 그리고 음위에도 효과가 있다.

20) 당근 즙

당근은 뿌리나 잎 둘 다 정장(整腸)작용이 강하며 칼슘의
흡수도 도와주기 때문에 몸에 대단히 좋은 식품이다. 혹 마시
기가 거북스러우면 벌꿀을 약간 넣어서 마시면 쉬울 것이다.
하루에 한 컵씩 식전에 마시는 것이 기준적인 분량이다(2장
95를 참조).

21) 감자 수프

유아의 소화불량에는 삶은 감자를 으깬 다음 물을 붓고 그
물이 반 정도로 줄 때까지 조린 것을 마시게 한다. 어머니가
그것을 먹고 모유를 먹여도 같은 효과가 있다. 거기에다 당근
이나 양파를 갈아 넣으면 효과를 더욱 높일 수가 있다.

기타 효용 : 천식이나 알레르기성 피부병, 고혈압, 신장병
에도 효과를 기대할 수 있다.

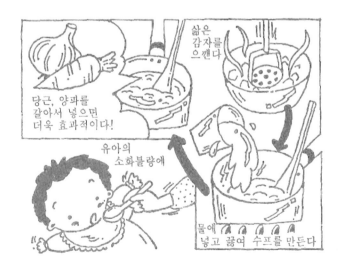

8장

신장병, 방광염, 전립선비대증이나 정력 감퇴 등의 증상

비뇨기 계통의 병 중에서 오늘날 주목되고 있는 것은 신장병일 것이다. 그런데 수술에 의해서 신장을 바꾸는 경우를 제외한다면 현대의학에 의한 신장병의 회복 율은 그다지 좋은 편이 아니다. 그러나 이런 상황이라고 해서 그저 신장병을 무서워하고만 일어서는 결코 안 될 말이다. 인간에게는 이런 것에 대처하기 위한 지혜가 있는 것이고, 그리고 그런 때야말로 체험이라는 것이 중요한 것이다. 신장병뿐만 아니라 여성이기 때문에 걸리기 쉬운 방광염, 중년이 지난 남성이 걸리기 쉬운 전립선비대증 이 모든 것이 과거의 체험과 지혜를 바탕으로 오늘날에도 아직 실시되고 있다.

| 신장병에 걸렸을 때 |

1) 식용 달팽이 구이

신장병이라는 것을 알게 되면, 그다지 체력이 소모되지 않는 한도 내에서, 단식을 실시해보면 어떨까 싶다. 어설픈 치료를 하게 되면 도리어 악화시킬 뿐 아니라 정말로 불치의 병이 되어 버릴 수도 있다. 하지만 증상이나 체질, 체력은 사람마다 다르기 때문에 이 방법을 모두에게 절대적으로 권할 수는 없다. 단지 한 가지 방법으로 제시하는 것이므로 흥미 있는 사람은 단식원 같은 곳에 문의해 보고 실시여부를 결정하면 된다.

쉽게 피곤을 느끼며 얼굴이나 손발이 부어오르면 일단은 이 병을 의심해봐야 한다. 뚜렷한 통증이 없으므로 방치하다 큰일이 되는 경우가 많기 때문이다. 물론 오줌이 탁하게 나오는 것도 적신호이다. 신장은 혈액의 불필요물을 배설하여 깨끗한 혈액이 되도록 거르는 작용과 그것을 전신으로 보내는 역할을 하고 있다. 따라서 신장에 이상이 생기면 선택적 재흡수가 불가능해져서 몸 전체에 이상이 생기는 것은 말할 것도 없는 현상이다.

단식이 어려우면 달팽이의 효력을 주목해 볼 필요가 있다. 프랑스 요리에 쓰는 식용 달팽이는 약용일 뿐 맛을 내지는 않는다. 이것을 산 채로 직접 불에 굽는다. 소라를 잘게 썰어 양념을 한 다음 껍질에 넣어 굽는 요령과 같으므로 간단하다. 먹는 방법도 같은 식으로 꼬챙이로 집어내어 먹는다. 일단 구운 살만을 햇빛에 말려서 물을 붓고 끓여 잘 우려내어 국물과 같이 먹는 방법도 있다. 단지 이 방법을 이용할 때 맛을 내기 위해서 양념을 하는 일은 엄격히 금해야한다. 물론 꾸준히 먹는 것이 가장 명심해야 할 사항이다.

많은 달팽이 종류 중에 어떤 것을 사용해도 상관없으므로 채집할 만한 곳은 어디든지 찾아가서 채집을 한다. 달팽이는

칼슘을 듬뿍 갖고 있으므로 신장에 좋을 뿐만 아니라 다른 내
장에도 좋은 결과를 미친다. 달팽이를 직접 길러도 좋다(2장
67, 6장 47, 9장 21을 참조).

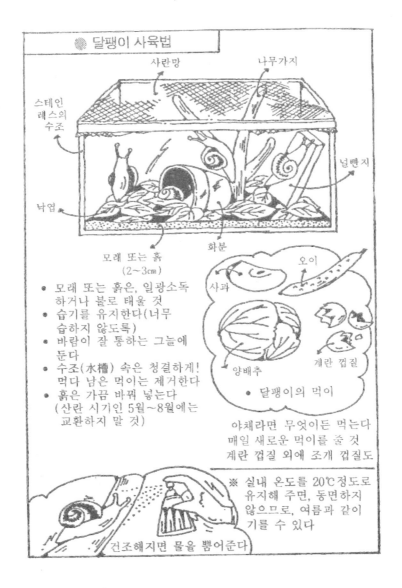

● 달팽이 사육법

사란망
나무가지
스테인
레스의
수조
널빤지
낙엽
모래 또는 흙
(2~3cm)
화분

- 모래 또는 흙은, 일광소독
  하거나 불로 태울 것
- 습기를 유지한다(너무
  습하지 않도록)
- 바람이 잘 통하는 그늘에
  둔다
- 수조(水槽) 속은 청결하게!
  먹다 남은 먹이는 제거한다
- 흙은 가끔 바꿔 넣는다
  (산란 시기인 5월~8월에는
  교환하지 말 것)

오이
사과
양배추
계란 껍질

● 달팽이의 먹이

야채라면 무엇이든 먹는다
매일 새로운 먹이를 줄 것
계란 껍질 외에 조개 껍질도

※ 실내 온도를 20℃ 정도로
유지해 주면, 동면하지
않으므로, 여름과 같이
기를 수 있다

건조해지면 물을 뿜어준다

2) 골분

골분 칼슘 요법이라고 하면 어마어마하게 들릴지 모르겠지만 물고기의 생 뼈는 신장병 치료에 경이적인 효과를 나타낸다. 그러나 날로는 뼈를 빻을 수가 없으므로 햇볕에서 잘 말린 것을 분말로 만든다. 이렇게 간단한 방법으로 뼈 가루를 만들어 이것을 매일 한 스푼씩 먹는다. 계속해서 꾸준히 복용하면 반드시 효과가 나타난다. 꾸준히 먹어야한다고 해서 약이라도 먹는 것처럼 부담감을 가질 필요는 없다. 음식에 섞어서 사용하면 2~3스푼도 이용할 수 있다. 그 효과가 어느 정도인지 알고 싶으면 개나 고양이에게 이것을 주어 보면 안다. 며칠 지나고 나면 털에서 윤기가 흐르게 될 것이다. 다만 생식능력이 왕성해지므로 그 점에는 주의해야 한다(2장 23, 9장 12를 참조).

기타 효용 : 체질 강화, 암 예방에 효과가 있다.

3) 메꽃의 녹즙

메라면 잡초라는 생각이 들어 그냥 지나치기 쉽지만, 실은 이것이야말로 훌륭한 약초이다. 이것을 믹서 같은 아무것이나 이용해서 갈아 다른 재료와 섞어서 마시는 것도 좋다. 어쨌든 메의 녹즙은 하루 3회 1스푼씩을 정량으로 사용한다. 체질에 맞으면 짧은 시간 안에 효험을 보는 일도 있으므로 그런 사람에게는 영약으로 생각될 것이다(8장 35, 10장 21을 참조).

기타 효용 : 여름에는 지나치게 수분을 많이 섭취해 속이 거북할 때가 있다. 이 메가 불필요한 수분을 몸 밖으로 배설하게 하고 갈증을 억제한다.

4) 수박 당(糖)

수박의 살을 잘게 썰어 냄비에 넣고 부글부글 끓인다. 형태가 거의 흐물흐물해졌을 때 일단 헝겊으로 걸러낸다. 걸러내고 남은 즙을 다시 끓인다. 이윽고 거무스름하면서 끈기가 있는 엿 모양의 수박 당이 완성될 것이다. 이것을 주둥이가 넓은 병에 넣으면 장기간 보존할 수 있다. 신장병일 때는 이것을 한두 스푼씩 따뜻한 물에 타서 마시면 된다. 하루에 1~2회 꾸준히 복용하면 나날이 병은 호전될 것이다(4장 31, 8장 25를 참조).

5) 수박과 그 덩굴 달인 물

수박은 수박대로 자주 먹고, 또 그 덩굴이 있으면 적당히 썰어 삶아서 그 국물을 반 컵 정도 매일 바꾼다. 신장병에는 단 것이 좋지 않지만, 외 종류의 단맛은 괜찮으며, 이뇨작용이 있어서 효과적이기도 하다. 잘 이용하면 여름이 끝날 무렵에는 병이 근치될 수도 있을 것이다.

또 외 종류의 단맛은 좋다고 했는데 외라면 무엇이든 좋다. 오이를 많이 먹어도 좋고, 그 덩굴도 같은 방법으로 이용하면 좋다(8장 25를 참조).

6) 잉어와 팥 삶은 물

잉어의 머리나 뼈를 부드러워질 때까지 팥과 함께 푹 삶은 것이 신장병에는 묘약이다. 흑설탕과 간장으로 약간 맛을 내면 매우 맛이 좋다. 또 팥만 하루 정도 물에 불려서 부드럽게 만들어 하루 10개쯤 잘 씹어서 먹어도 효과가 있다(1장 22, 2장 83을 참조).

기타 효용 : 음위, 노이로제 증상이 약간 있는 사람에게도 좋다.

7) 비파차

잎을 적당히 썰어 햇볕에 말렸다가 프라이팬에 차처럼 끓여 물 대신에 계속해서 복용하면 좋다. 바로 효과가 있다(2장 84를 참조).

기타 효용 : 강장효과나 암 예방에도 이용되어 왔다.

8) 온찜질

병원에 다니면서도 할 수 있는 병용 방법인데, 석산(石蒜)의 구근을 간 것과(6장 29를 참조) 피마자 열매를 으깬 것에 밥알을 잘 섞어서 이것을 헝겊에 싸서 발바닥에 붙이면 된다. 그 효과는 놀라운 것이어서 병용하면 좋을 것이다.

9) 파초 뿌리를 달인 물

자잘하게 썬 파초 뿌리에다 물을 붓고 그 물이 반으로 줄 때까지 달인 것을 복용한다. 하루에 1~2회, 반 컵 정도씩이면 좋을 것이다. 파초는 이뇨, 지혈, 수렴, 해열약으로써 사용되고 있는데 실제 그 성분은 분명하지 않다. 다만 이뇨작용이 칼륨에 의한 것이라는 정도밖에 알려져 있지 않다. 하지만 그 이뇨작용 덕택으로 신장병에 효과가 나타나는 것이다.

10) 뱀밥과 쇠뜨기 달인 물

두 가지 다 이뇨를 촉진해서 부기를 제거함으로써 신장병의 묘약으로 옛날부터 이름이 알려져 있는 것이다. 그늘에 말린 것을 물이 반으로 줄 때까지 달여 마시는 것인데 1회분으로는 10포기 정도의 풀이 적당하다(1장 69를 참조).

11) 구기자나무 뿌리 달인 물

말린 뿌리를 적당한 굵기로 썰어 적당량의 물을 붓고 그 물이 반이 되도록 끓여서 마시는 것인데 하루 반 컵 정도의 분량이 신장병에 효과적이다. 물론 꾸준히 복용하는 인내심이 절대적으로 필요하다.

신장병뿐만 아니라, 모든 성인병에도 강한 효과를 갖고 있다(6장 10을 참조).

기타 효용 : 당뇨병, 음위, 불감증, 간장병, 노이로제 기미가 있는 사람에게도 효과가 있다.

12) 말린 밤

껍질을 벗겨 말린 밤 20~30개 정도에 물을 붓고, 그 물이 반이 되도록 끓인 것을 조석으로 반 컵씩 복용하면 효과가 나타나는, 신장병의 특효약이다. 산에 사는 사람들 사이에서는 상비약으로서 사용되고 있다(4장 27을 참조).

13) 참취 달인 물

그늘에 말린 잎이나 덩굴에 적당량의 물을 부어 그 물이 반이 될 만큼 끓인 것을 마시면 즉시 이뇨 효과가 나타난다. 마시는 당사자가 놀랄 정도로 강력한 효과가 있는 것이므로 신장병에는 장기적으로 계속 복용하면 확실한 효과를 보게 될 것이다(6장 55를 참조).

기타 효용 : 당뇨병, 음위에 효과가 있다.

14) 뱀 불고기

중국에서 정월에 먹는 특별 요리 중 한 몫을 차지하는 것은 뭐니 뭐니 해도 뱀이다. 가족이 모두 이 것을 먹으면서 1년의 건강과 사업의 번창을 기원하는 것이다. 구렁이처럼 흔한 뱀도 매우 비싸서 서민들은 평소에 감히 엄두도 내지 못하는데 이때는 예외이다. 뱀 불고기를 연용하면 신장병에 탁효가 있다고 한다.

기타 효용 : 심장병, 간장병에도 뛰어난 효과가 있다. 뱀의 생간의 이용법에 대해서는 2장 96을 참조하면 된다.

15) 볏과 목이버섯에 참깨, 초를 넣고 무친 것

닭의 볏의 효용에 대해서는 7장 19를, 목이버섯에 대해서는 2장 20과 66을 참조하면 될 것이다. 볏과 목이버섯을 참깨, 초로 무치면 신장의 기능을 정상화한다고 해서 태국 사람들은 항상 먹고 있다. 태국에서는 이뇨작용에 있어서 삼백초와 비견할 수 있는 보건 식품으로 쌍벽을 이루는 약초이다. 그리고 그 삼백초도 신장병의 약이므로 말려서 차 대신으로 병용하면 꽤 뛰어난 효과를 나타낼 것이다.

기타 효용 : 산전 산후의 빈혈, 고혈압에도 효용이 있다.

16) 양념

참기름, 마늘, 고춧가루, 살구 씨, 우선 이것을 준비한다.
참기름 속에 마늘, 고춧가루를 넣고 살구 씨 가루를 넣어서 이것을 음식에 넣어 먹으면 음식 맛이 훨씬 좋을 뿐 아니라 약효도 있다.

기타 효용 : 당뇨병, 고혈압, 치질, 일반적인 부인병, 암의 예방, 감기에도 효과가 있는 듯하고, 기침이나 담에도 효과가 있다고 볼 수 있다.

17) 피라미 구이

지방질이 오른 겨울의 피라미는 신장병의 묘약으로서 잘 알려져 있다. 손으로 잡는 게 이상적이다. 심야에 전등이나 칸델라(휴대용 석유등) 등을 비추어, 잠자리를 찾으면 틀림없이 바위 뒤에 숨어 있는 것을 발견할 수 있다. 김밥을 쥐듯이 세 손가락으로 머리 부분을 잡아 바위에 대면서 건져낸다. 해보면 의외로 간단해서 아이들도 할 수 있다. '겨울의 잠자는 피라미'라고 해서 강가의 사람들은 대단히 귀중히 여겼던 것이다. 벌집을 쪼개 넣고 피라미를 통째 함께 끓이는 것은 일찍이 산사람들이 했던 방법이다. 우리는 그렇게는 할 수 없으므로 그대로 굽거나 조금 신경을 써서 달게 찜을 만들면 좋을 것이다. 며칠 동안 계속해서 먹으면 효과가 나타난다.

기타 효용 : 췌장염, 음위에도 효과가 있다. 또 산후의 산모에게 모유가 잘 나게 하는 것으로도 알려져 있다.

18) 감자를 간 즙

수명과는 관계가 없기는 하지만, 탄수화물의 과다 섭취는 노화를 촉진하며, 정력 감퇴와 다른 병을 유발시키는 계기가 되는 것이다. 그것은 체내에 수분을 많이 남기기 때문이다. 감자는 그것을 저지하는 식물로, 말하자면 여분의 수분을 흡수해서 부기를 빼고 배설해 버리는 작용이 있다. 그러므로 신장병에는 매우 효과가 있다(1장 51, 2장 2, 4장 32를 참조).

방광염이나 요도염에 걸렸을 때

19) 인동덩굴차

인동덩굴에는 강한 이뇨작용이 있으므로 요도염이나 여성의 방광염에는 꾸준하게 매일 하루에 두세 잔을 마시면 큰 효과를 볼 수 있다.

여름은 여성에게 있어서는 방광염의 계절이라고 할 수 있다. 땀으로 인해 화장이 지워지는 걸 조금이라도 방지하기 위해 물 마시기를 삼가는 일이 많고, 그 때문에 시궁창의 물이 괴면 썩는 것처럼 번식한 잡균이 요도가 짧은 여성의 방광을 목표로 직진하게 된다. 그래서 적은 수분으로도 다량의 배뇨를 할 수 있으면 이상적인데 그러기 위해서는 이 인동덩굴 차가 안성맞춤이다(1장 1을 참조).

20) 으름덩굴 달인 물

방광염에 걸리면 으름덩굴의 오래 된 부분 한 줌 정도에다 적당량의 물을 부어 물이 반이 될 정도로 달인 것을 매일 마시면 낫는다. 또 되도록이면 그 열매를 많이 먹는다. 며칠 동안에 완전히 회복되는 사람도 있을 것이다.

기타 효용 : 임신 부종에도 잘 듣는다.

21) 월귤 주스

월귤에 대한 자세한 약효는 3장 65에서 자세하게 설명한 적이 있다. 이것을 주스로 만들어, 1회에 한 스푼씩 하루에 3회 연용해 가면 여성의 방광염, 남성의 요도염이 나을 것이다. 의외로 적은 분량으로도 나을 수 있다.

22) 꿀풀

그늘에 말린 것을 썰어 물처럼 하루에 여러 차례 마시면 이튿날쯤에서 기분이 변하고, 4~5일이 지나면 증상이 호전되는 사람도 많아서 묘약이라고 알려져 있다. 이 방광염이나 요도염이라는 것은 여러 가지 세균의 감염에 의해서 걸리는 것인데 대장균인 경우도 많다. 남성보다 요도가 짧은 여성이 걸리기 쉬운 병이므로 배변 후의 뒤처리를 깨끗이 하도록 유의하여야 한다. 칼슘이나 비타민, 특히 비타민C가 부족해지면 조직의 저항력이 약해지고, 세균의 감염이 잘 되므로 평소에 식사를 어떻게 하느냐 하는 것도 중요하다.

23) 산귀래(山歸來) 달인 물

산귀래 풀을 뿌리째 캐려면, 뿌리가 옆으로 길게 뻗치고 있어 몹시 어렵다. 그러나 방광염과 요도염의 묘약으로서 뿌리가 중요하기 때문에 신중히 캐내도록 한다. 뿌리를 말렸다가 달여서 사용하는 것인데 한 줌을 가볍게 쥐어 물에 넣고 그 물이 반이 되게 달여 이것을 하루에 3회로 나누어 복용한다. 이것을 꾸준히 복용하면 확실히 회복된다(6장 23을 참조).

기타 효용 : 당뇨병, 요도염, 부스럼, 감기에도 효과가 있다. 이 산귀래의 빨간 열매는 해갈 작용이 있다.

24) 옥수수수염과 심을 달인 물

열매를 먹고 난 다음 심과 옥수수의 수염은 버리지 말고 말려 두면 유용하게 사용된다. 이것을 끓여서 물처럼 꾸준히 마시면 좋다. 그리고 그 효과에 대하여는 옛날부터 너무나 잘 알려져 있다(6장 56을 참조).

기타 효용 : 옥수수는 여름의 풍미 그 자체이며 여름의 강적인 일사병의 특효약이기도 하다. 껍질째 그대로 끓여서 복용하면 낫기 때문이다.

25) 수박씨 달인 물

수박씨는 버리지 말고 모아 두었다가 방광염에 걸리면 이용한다. 하루 분량으로 씨 1컵에다 4컵의 물을 붓고 그 물이 4분의 1로 줄어들 때까지 끓인 다음에 불에서 내려놓는다. 1컵 정도가 된 이 물을 식후에 다 마시고 또 다음날 분을 미리 만들어 놓는다. 이렇게 해서 며칠 동안 계속 복용하면 소변도 훨씬 좋아지고 방광염도 치유된다(4장 31, 8장 4와 5를 참조).

26) 삼백초 녹즙

삼백초 생 잎사귀를 손으로 비벼 녹즙을 짜낸다. 이것을 극히 소량(스푼으로 반 정도)으로 하루에 2~3회 복용하는 것이다. 빠르게는 다음날부터 늦어도 며칠 후에는 차도가 있을 것이다. 해독과 이뇨 작용의 효과가 있기 때문이다(2장 60, 4장 5를 참조).

27) 쇠비름 달인 물

채취해온 쇠비름은 일단 삶아서 그늘에 말린 다음에 보관한다. 이것 한 줌에다 적당량의 물을 붓고 그 물이 반이 될 때까지 달인 물을 하루 분량으로 해서 꾸준히 복용하면 사람에 따라서는 출혈까지 있던 방광염도 치유된다.

28) 달래주

제비꽃이 피는 4~5월경이 달래를 채집하는 좋은 시기이다. 소형의 염교와 비슷한 구근은 깨끗이 씻어서 그대로 먹을 수 있다. 군생하므로 작은 삽을 사용해서 캐면, 20포기 정도는 한꺼번에 캘 수 있다. 이 달래의 줄기와 뿌리를 잔 뿌리째로 소주에 담가서 달래 술을 만들어 이것을 매일 한 스푼씩 식후에 복용하면 효과가 있다.

기타 효용 : 강정, 강장의 효과가 대단히 높고 정력 감퇴인 사람에게 좋다. 빈혈인 사람이나 현기증이 잘 일어나는 사람에게도 뛰어난 효력이 있다.

29) 마늘, 참마, 검은 참깨, 검은 콩, 호도, 당근

전립선비대증이라는 증상은 50대 남성의 거의 반수 정도에게서 볼 수 있는 것이다. 노화현상을 나타내는 증상으로, 다시 말하면 정력의 쇠퇴에서 오는 병이기 때문에 이런 강정식품을 담근 술, 또는 생식을 계속하면 대단히 효과적일 것이다. 다만 주의해야 될 것은 전립선비대증이라도 환자의 대부분이 상당히 심리적인 영향에 의한 것이 많으므로 마음부터 밝고 건강하게 갖고 간단한 건강체조법 등을 실시해 보면 정상적으로 회복되는 경우가 많다는 것이다. 배뇨할 때 오줌이 다 나오지 않는 것 같은 느낌이 있을 때는 이 문제가 생긴 것이라고 일단 생각될 것이다. 그리고선 당연히 자기로서도 정력이 없어지기 시작했다고 여기게 될 것이다.

그럴 경우에는 방뇨를 할 때 발돋움하고 가슴을 펴고 등을 뒤로 젖히는 듯이 한다. 발 사이의 넓이는 어깨 넓이 정도로 하고 눈은 크게 뜨고 어금니는 꽉 물고 배뇨하는 것이다. 어떤 건강법도 바빠서 할 수 없고 귀찮아 못한다는 사람도 배뇨할 시간은 반드시 있으므로 이 방법만은 실행할 수 있을 것이다. 대개의 경우 실행한 후 3일째에는 배뇨할 때 힘이 붙게 될 것이다. 다시 말하면 내장의 작용이 회복되고 있는 것이다. 자신을 얻게 되면 그 후에도 계속해야 한다. 왜 이 방법이 효과가 있는가 하면 이와 같은 자세를 취하는 것으로, 평소에 사용하지 않는 허벅다리와 근육이 긴장하여, 치골근(恥骨筋), 대내전근(大內轉筋), 봉공근(縫工筋) 등의 근육을 총동원한 결과 전신에 남성호르몬이 넘치게 되기 때문이다. 그리고 그것이 내장과 함께 전립선이 활발하지 못한 것을 해소해 가는 것이다.

실시하는 데 익숙하지 않는 사람이 주의하여야 할 배뇨 체조의 요령은 항문을 뇌의 중앙으로 조르는 것 같은 기분으로, 양 무릎을 바깥쪽으로 내는 것처럼 하는 것이다. 발돋움을 하는 것은 거기에 익숙해지고 나서도 좋으며, 그렇게 하면 효과가 훨씬 커진다.

기타 효용 : 신장병에도 효과가 있다.

30) 물방개 소금 볶음

오염이 심한 요즘은 그리 흔치 않지만 호수와 논에서 흔히 볼 수 있는 것이 물방개이다. 물방개는 살아 있는 스테로이드 호르몬이라고 불려질 만한 강정식이다. 대만에서는 이것을 말려서 음위의 치료제로 사용하고 있다. 전립선비대증도 치유되므로 중년 남성이 찾게 되는 약이라고 할 수 있다. 중국 본토에서도 생으로 먹거나 소금을 넣고 볶아서 먹기도 한다고 한다. 일단 그 맛을 알게 되면 먹지 않고는 못 견딜 정도라고 한다. 그물로 잡아 굵은 소금을 뿌려 넣고 볶기만 하면 되는데 하루에 몇 마리씩 매일 계속해서 복용하면 이전의 기운을 되찾을 것이다.

31) 개미 올리브기름 볶음

개미 볶음이나 개미 수프뿐 아니라 샌드위치나 토스트에 산개미를 끼워서 먹는다. 이것이 유럽을 위시해서 세계 각지에서 사랑 받는 음식이다.

인도식의 개미 밥을 보통 카레와 함께 먹는데 더위 먹는 걸 방지해 주며 그 외에 강정, 강장에 도움이 되고 있다. 뇌를 건강하게 하는 작용도 있으므로, 올리브유에 재워서 하루 한 스푼씩 연일 복용하면 원기가 회복된다. 야산 등지에 자생하는 등대풀과 개미를 갈아서 으깬 것이 음위의 특효약으로 이것은 절대로 먹어서는 안 되고 음낭, 음경에 잘 문질러 바르면 기적적인 현상이 나타난다.

기타 효용 : 개미를 밥알과 잘 섞어서 류머티즘, 통풍, 신경통의 환부에 바르면 효과를 기대할 수 있다.

32) 파파야

파파야는 카로틴과 비타민A의 효력이 뛰어나며, 또 비타민 C도 풍부해서, 100g 중 65mg이나 함유되어 있어 과일 중에서도 월등한 함유량을 갖고 있는 것 중의 하나이다. 하와이 근처에서는 이것이 전립선의 여러 가지 병에 효과가 있다고 해서 중년, 고령의 사람들이 너나 할 것 없이 생식을 하거나 주스로 만들어 먹든지 하는 식으로 먹고 있다. 껍질과 씨는 바삭거릴 정도로 햇볕에 말려서 가루로 만들어 먹는다.

33) 당근 볶음

야맹증, 연소성 약시, 연소성 음위 등 옛날 같으면 도저히 생각할 수 없는 병에 젊은 사람이 걸려서 고통을 받고 있는 것 같다. 당뇨병이 그렇고, 골절(骨折) 등도 그런 경우이다. 그러나 당근을 꾸준히 먹으면 그 대부분이 해결된다고 말해도 과언이 아닐 것이다.

각종 비타민제를 복용하고 있다고 하더라도 그것은 낭비에 지나지 않고 비타민C나 비타민E를 약품으로 취해도 A를 취하지 않으면 인체의 유용 효율에는 의문이 생긴다. 그리고 비타민A는 체내에서는 합성할 수 없는 것으로써 절대로 필요한 성분 중의 하나이다. 그래서 이것을 손쉽게 섭취하는 데는 당근이 제일이다. 그 성분 중의 가장 중요한 것이 카로티노이드로 비타민A로서 작용하는 것이다. 빨간색은 그 카로틴이다. 껍질째로 먹지 않으면 그것도 뚝 떨어지므로 가능한 한 껍질째 이용해야 한다.

그리고 그 카로틴을 충분히 체내에 흡수시키기 위해서는 기름으로 볶는 것이 제일이다. 날로 먹을 때는 다른 야채와 함께 먹지 않도록 해야 한다. 당근의 파괴 효소인 아스콜비나제가 다른 야채나 과일의 비타민C를 산화시켜 버리기 때문이다 (2장 95를 참조).

34) 멧미나리

멧미나리에 대해서는 3장 16, 민물 게에 대해서는 2장 8에 상세하게 기술한 바 있다. 이 멧미나리와 산 민물 게를 함께 으깬 다음 메밀가루로 잘 이겨서 콩알 정도의 크기로 환약을 만들어 술에 적신 다음 햇볕에 말리는 것이다. 멧미나리 자체에 스태미나를 강하게 해주는 작용이 있고, 정혈 작용도 강하며 민물 게도 같은 작용이 있어 강정, 강장에는 꼭 알맞고, 심인성 음위에도 효과가 있다.

부부의 노력과 협력에 의해서 회복을 꾀하는 종류의 병, 심인성 임포텐츠에 고통을 받는 사람에게 있어서는 복음이라고 말할 수 있는 묘약이다.

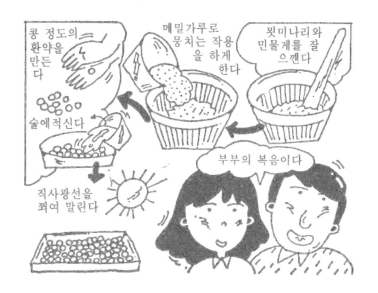

35) 메를 달인 물

메를 뿌리째 뽑아서 말려 두었다가 썬 것 한 줌을 3컵의 물에 넣고 끓여 2분의 1 정도가 되었을 때 불에서 내려놓는다. 저절로 식으면 하루에 세 차례로 나누어 식후에 복용한다. 잎은 나물로 데쳐서 먹으면 효과도 더욱더 커질 것이다(8장 3, 10장 21을 참조).

기타 효용 : 여성의 불감증에 뛰어난 효과가 있다.

36) 초를 친 굴

대부분의 병을 고치는 원리는 조혈과 정혈의 두 가지다. 굴은 두 가지 효용에 뛰어나게 강한 작용을 하는 것으로서 흔치 않는 식품이다. 더구나 철분, 망간, 타우린, 미네랄, 아미노산, 글리코겐 등이 함유되어 인체의 에너지원 그 자체라고 말해도 좋다. 또한 좋은 콜레스테롤을 늘리는 작용도 있어서 중년 이후의 사람의 강정, 강장을 위해서는 도저히 빠뜨릴 수 없는 식품이다. 조개류는 남성에게 불가결한 식품이라고 옛날부터 알려져 왔는데 그것은 남성으로서의 역할을 충분히 발휘하는 데 필요한 식품이기 때문이다. 그 중에서도 굴은 자연식이면서도 효과가 즉각적이므로 더욱 빼놓을 수 없다. 굴 껍질을 미세하게 빻아서 복용하면 임포텐츠에도 효과가 있으므로 꼭 시험해 보기 바란다. 물론 임포텐츠의 회복은 남편만의 문제가 아니고, 아내의 심리적 협력이 없으면 낫기 어려운 것이므로 그 점도 잊지 않도록 하여야 할 것이다.

기타 효용 : 간장병, 심장병, 고혈압에도 효과가 있다.

37) 어장(魚醬)

어장은 생선을 소금 절임 하여 발효시킨 액체를 말하며 그 액체에 든 양질의 천연아미노산은 생식능력을 증진시킬 뿐만 아니라 몸 전체를 싱싱하게 활성화시키는 작용을 갖고 있다.

38) 말린 토란대 분말

말린 토란대를 분말로 만들어 깨소금과 섞으면 자기 집에서 만든 천연 양념이 된다. 이것을 작은 병에 담아 식탁에 올려 놓으면 칼슘, 인, 칼륨, 비타민B, 당질, 단백질을 종합적으로 어떤 음식물보다도 많이 체내에 섭취하는 것이 된다. 예를 들면 칼슘이 많은 샐러리가 100g 중에 34mg정도 들어있다고 하는데, 말린 토란대는 1,200mg이 함유되어 있다고 하니 감탄할 수밖에 없다. 그래서 이 말린 토란대 가루를 먹을 때 이왕이면 깨소금과 섞어서 먹으면 좋을 것이다.

39) 메뚜기와 메뚜기 달인 물

메뚜기를 큰 걸로 골라 30마리를 뜨거운 물에 살짝 담갔다가 햇볕에다 널어 말린다. 그 물에다 마늘을 갈아 넣고서 물이 반이 될 정도로 달여, 그 물을 메뚜기와 함께 먹고 마신다. 예전에는 메뚜기를 프라이팬에다 볶아 먹었다고도 한다. 앞에서 말한 방법이 구미에 맞지 않으면 카레 분말을 뿌려서 먹으면 맛있게 먹을 수 있다.

메뚜기를 상식하면 무정자증의 사람이 아닌 바에야 확실하게 정자량이 증가해서 아이가 필요한 가족에게는 반드시 복음이 된다. 또 쪄서 햇볕에서 말린 메뚜기를 참깨와 탱자와 함께 분말을 만들어 먹으면 여성의 불임증을 치유할 뿐만 아니라 태어난 아이도 건강하고 튼튼하게 성장할 것이다. 탱자는 옛날부터 임신 약으로서 알려져 왔는데 비타민C, 비타민B6, 비타민B12, 비타민K의 함유량이 월등히 높아 진가를 인정받고 있는 약초이다.

이 영양의 근원인 탱자에 메뚜기의 칼슘과 비타민E의 덩어리인 참깨가 더해지는 것이므로 그 효력이 상승적으로 높아지게 되는 것은 말할 것도 없다.

40) 닭의 볏 구이

닭을 이용한 음식물을 만들 때 흔히 이 부분은 버리는 경우가 많은데 비타민B12, 철분 등이 대단히 풍부한 영양원이라는 걸 이 기회에 재인식해서 십분 활용하기 바란다. 간장에 살짝 절였다가 구우면 또 다른 맛이 있을 것이다(7장 19, 10장 18을 참조).

41) 은행 참기름 절임

생 은행을 껍질을 벗긴 다음에 참기름을 붓고 1개월 정도 재워둔다. 그 기간이 지나서 하루에 3개 정도 꾸준히 먹으면 상당한 효과가 있을 것이다.

42) 삶은 거북

거북은 인체를 형성하는데 빼놓을 수 없는 글리코겐, 각종 비타민, 미네랄의 복합체라 해도 과언이 아닐 것이다.

잔인하다고 생각하는 사람도 있을지 모르겠지만, 우선 거북의 등껍질 쪽에 불을 댄다. 그래서 열이 몸속으로 파고 들어가 거북이 죽게 되면 식칼로 두들겨 등껍질과 몸통을 분리시킨다. 그것을 큼직큼직하게 썰어 흑설탕과 함께 넣어 부글부글 끓인다. 이것을 조금씩 꾸준히 먹게 되면 장수하는 거북의 몸 상태를 바로 사람이 갖게 되는 것이다.

홍콩 식 요리 방법에서는 거북을 통째 푹 곤다. 거기에 사탕수수의 즙을 섞어서 묽은 상태로 만들어서 먹는 것이다. 사탕수수에는 칼슘, 인, 철분, 비타민12가 충분하기 때문에 거북과 사탕수수를 먹게 되면 어느 약 못지않은 효험을 보게 될 것이다.

43) 곰치와 바다뱀

곰치는 강정 보건식으로 널리 알려진 것들 중의 하나이다. 한편 바다뱀은 맹독을 갖고 있어 물리면 치명적이지만 그 고기는 대단히 맛이 뛰어나 기회가 닿으면 꼭 먹어보기를 권하는 대단한 강정식이다. 초심자가 이것을 잡기란 쉬운 일이 아니지만 손에 넣게 되면 된장에 절이거나 소주에 담그거나, 통째로 말려 먹을 수 있고, 곰치는 때때로 싱싱한 잣을 입수할 수 있으므로 된장 절임이나 구워서 먹는 것도 좋을 것이다.

지방에 따라서는 삶아서 먹거나 말려서 먹기도 한다. 말려서 그대로 뜯어 먹거나, 조미료 대신에 가루를 만들어 사용하는 방법도 있는데 만일 과식하여 한 마리를 전부 먹으면 인, 지방질이 많기 때문인지 코피를 흘리는 경우도 있다.

기타 효용 : 결석 예방, 강심 작용, 천식 체질의 개선, 흐리고 생 껍질을 붙이면 류머티즘, 무좀, 홍색습진의 특효약이 된다.

44) 마늘과 생강의 혼합주

남미 인디언의 강정의 비밀은 마늘과 생강의 혼합주에 불과한 것이었다고 한다. 그것을 만드는 데 맨 먼저 해야 될 것은 마늘을 발아시키는 것이다. 그대로 내버려두면 푸른 싹이 나오게 되는데 그것이 5mm 정도의 길이가 되면 딱딱한 표피를 떼버리고 주둥이가 넓은 병에 넣는다.

생강은 손가락으로 눌러봐서 딱딱한 것을 껍질째 마늘과 함께 넣는다. 거기에다 소주를 붓고 어둡고 시원한 곳에서 느긋하게 반년 정도 재워둔다. 충분하게 발효되었으면 하루에 한 번, 한 스푼 정도씩 먹는 게 적당하다.

시판되는 강정제와 달리 부작용이 전혀 없으므로 매일 계속 복용해도 된다. 꾸준히 복용하면 내장에서부터 튼튼해질 것이다. 여성의 경우에는 불감증 체질도 낫고, 불임증의 여성도 임신하기 쉬워진다. 생강의 성분 중 메틸헤프테논, 진기베론, 리나놀 등이 그런 작용을 유도하기 때문이다.

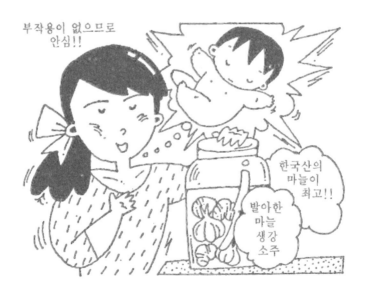

45) 오리나무 더부살이

깊은 산 속의 오리나무 뿌리에 기생하는 식물로서 일반 사람들은 좀처럼 발견하지 못하는 것인데, 산에 사는 사람들에게 부탁하면 구할 수 있을 것이다. 영약이라는 이름에 걸맞을 정도로 흔치 않은 것이지만 복용하게 되면 대단한 효과를 얻을 수 있다.

46) 참가시나무 차

이 참가시나무 차는 강정, 강장의 특효약으로 직접 잎이나 가지를 채집해서 집에서 만든 차가 제일이다. 이것을 연용하면 1주일 전까지만 해도 자신이 없었던 증상이 확실히 달라질 것이다.

기타 효용 : 결석의 예방을 위한 용출(溶出)에도 잘 듣는다. 범의귀를 달인 물로 결석을 막을 수 있지만, 이 방법처럼 복용하는 방법이 용이하지 않기 때문에 이 참가시나무 차를 계속해서 마시며 결석을 치료해 보는 것도 좋을 것이다.

47) 땅두릅 달인 물

땅두릅의 뿌리를 말려서 보관했다가 필요할 때 한 줌 정도 꺼내어 물을 2배쯤 붓고 끓여서 우려낸 국물을 마신다.

기타 효용 : 상용하면 중풍에 걸리지 않으며 관절 류머티즘이 있는 사람에게 효과가 있다.

48) 샐러리

많이 먹을수록 좋고 날마다 주스로 만들어 한 컵씩 마시는 것이 바람직하다. 높았던 혈압이 현저하게 내려가는 것을 인식할 수 있을 즈음에는 정혈이 되고 심신이 상쾌해질 것이다. 그리고 자신의 건강에 대해서 어느 정도 자신감을 갖게 될 무렵에는 강정 효과가 뚜렷이 나타날 것이다(3장 11을 참조).

기타 효용 : 변비 증상의 사람에게 적당하다.

49) 마늘이 든 양고기

최상의 강정식이라고 해도 좋은 식품이다. 양고기의 지방이 많은 부위를 부드럽게 한 다음, 거기에 마늘을 갈아 알맞게 넣고 소금으로 맛을 낸 것에다 빵가루를 묻혀 튀겨낸 것이 바로 강정식이 된다(6장 25를 참조).

50) 메추라기 알

메추라기는 그 고기뿐 아니라 알까지도 강정, 강장식으로 매우 유명하다. 알만 먹어도 좋지만 조금 신경을 써서 메추라기의 고기와 당근을 각각 적당한 크기로 썰어 함께 장시간 찐 다음 그대로 식혔다가, 완전히 식으면 40도 이상의 소주를 3배 정포 되게 넣어 3개월 이상 냉장한 것이 더욱더 효과가 있다. 더 큰 효과를 기대하고자 할 때는 내용물을 찔 때 하수오(何首烏), 사슴뿔을 구해서 넣으면 좋을 것이다.

정확하게 분량을 측정해서 사용하는 것을 고집하는 것보다는 어느 것이 많이 들어갔다고 해서 해가 될 것은 없으므로 편한 마음으로 적당량을 넣어 사용하는 것도 하나의 정신 건강에 도움이 될 것이다. 심각하게 생각하는 것 자체가 정력 감퇴를 유발시키는 원인 중의 하나이므로 느긋하게 여유로운 마음으로 강장, 강정주를 즐겨 보는 것도 좋다.

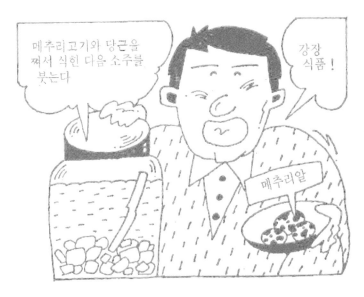

51) 계란 술

신선한 계란 10개에다 흑설탕과 벌꿀을 합해서 계란과 같은 분량을 넣은 다음 잘 섞어 걸쭉하게 갠다. 그런 다음 계란의 껍질은 잘게 부수어 프라이팬에 검게 눌은 자리가 생길 때까지 구워서 도구를 이용해 분말로 만든다. 그리고 이 두 가지의 것을 주둥이가 넓은 병에 넣고 거기에 5컵의 정종을 부은 다음 시원하며 그늘진 곳에서 10일쯤 발효시켜 두는 것이다. 하루 3스푼 정도가 적당량인데 확실한 강정, 강장주가 될 것이다.

52) 자소 잎으로 만 멍게

성욕, 식욕 등 소위 욕구 감퇴와 무력증에 걸린 사람에게는 훌륭한 효과를 발휘한다(1장 68을 참조).

53) 소의 고환

정육점 등에 부탁해야 구할 수 있는 등 조금 번거롭지만 계란으로 옷을 입혀 프라이를 하면 굴 프라이 비슷한 맛이 나며 강정, 강장에는 뛰어난 효과를 나타낸다.

굴 프라이는 글리코겐으로 정력을 보급하지만, 이것은 호르몬 덩어리인 것이다. 즉효성이 뛰어나므로 우리의 식생활에 활용해 보는 것도 좋을 것이다.

특히 존 웨인의 애호 식으로 미국 서부에서 '몬타나주 오이스터'라고 알려져 있기도 하다. 홍콩에서는 이것을 전문적으로 취급하는 요리점도 있고 너구리의 것까지 취급하고 있다는 것은 아는 사람은 다 아는 강정식이기 때문이다.

| 9장 |
눈, 귀, 코, 입이나
목구멍, 치통 등의 이상

어른부터 어린아이에 이르기까지 모든 인간들에게 있어서 가장 이상이 생기기 쉬운 곳이라면 피부를 비롯하여 이목구비 (耳目口鼻)와 치아, 목구멍 등의 기관일 것이다. 빈번하게 발병하면서도 느긋하게 상태를 봐 가면서 치료할 성질의 것이 아니라 초기에 빠른 치료를 해야만 한다. 물론 곧장 병원으로 뛰어가야 될 경우도 있는 반면에 그 정도까지는 심하지 않다고 판단되어질 경우도 있는데, 이럴 때는 병원 치료와 병용해서 다음에 소개하는 가정요법을 알아 두어 실시한다면 한결 나을 것이다. 그리고 그 덕분으로 가벼운 증상에서 완치될 수 있다면 그 이상 다행한 일은 없을 것이다.

| 눈에 이상이 생겼을 때 |

1) 산초나무 소금 절임

피로가 겹치면, 눈이 따끔거리며 실핏줄이 서게 되고 침침해지거나, 이마와 눈동자에 통증이 느껴지며 눈꺼풀이 실룩거리는 경련이 일어나는 경우가 흔히 있다. 이러한 증상은 심신의 스트레스가 주요인인데, 더욱 정확히 규명하자면 눈병이란 것은 간장의 약화에서 기인한 경우가 대부분이다. 산성 식품, 특히 육류의 과식이 겹쳤을 때는 특히 그렇다. 그러므로 술을 계속 마셨을 때는 그러한 증상이 되는 것이다.

눈은 깨끗한 피를 가장 필요로 하며 게다가 칼슘이나 비타민, 특히 비타민C나 비타민A를 충분히 보충해야 하는 기관이다. 그러기 위해서는 건강한 간장에서 왕성한 활동이 뒷받침되어야 한다. 이때는 산초나무 열매 소금 절임을 한 것을 많이 먹으면 좋다. '산초나무 열매 두 개가 두 눈을 지킨다'는 말이 전해질 정도로 효과는 널리 인정받고 있다. 산초나무를 구하기가 힘들면 당근 주스로 대용해도 좋다. 비타민A와 비타민C, 카로틴의 함유량이 대단히 뛰어나기 때문이다. 이 당근에는 다른 야채나 과일 등의 비타민을 파괴하는 효소인 아스콜비나제가 들어 있으므로 주스 등 날것으로 사용할 때에는 다른 것과 섞어서 사용하지 않도록 유의해야 한다. 하루 1~2회 꾸준히 복용하게 되면 모든 내장기관이 활성화하고 눈의 피로가 말끔히 가실 것이다. 다래끼는 불규칙적인 생활과 누적된 피로로 찾아오는 수가 많다. 이 다래끼가 나면 우선 물로 깨끗이 씻도록 하고, 절대로 손가락으로 긁거나 비벼서는 안 된다. 그리고 산초나무나 당근 주스를 마시도록 하고 만일 불룩해지면 참기름을 환부에 바르고 겸해서 눈에 몇 방울 떨어뜨리면 효과가 나타난다(6장 1을 참조).

2) 냉이 달인 물

봄이 되면 흔하게 볼 수 있는 산채 중의 하나인 냉이는 그냥 지나치기 아까울 정도로 약효 성분이 풍부한 풀이다. 그 풀에는 이시노톨, 코린, 후말산, 칼륨 등이 풍부하며, 양질의 단백질이나 칼슘이 시금치의 몇 배 이상이나 함유되어 있다. 강렬한 지혈제로서 잘 알려져 있으며, 이것을 말려서 달여 먹으면 간장병, 위장병, 신장병, 고혈압에도 효과가 있다. 눈의 통증이나 피로에는 복용하는 동시에 물로 씻으면 즉효성이 있다. 흔한 풀이라고 그냥 스쳐 버리기에는 아까울 정도로 뛰어난 약초라는 걸 알아두면 유사시에 유용하게 쓸 수 있을 것이다(11장 31을 참조).

3) 간 구운 것

눈병이 났을 때 중국인은 닭의 간을 오향분(五香粉)과 함께 달여 먹어 치료를 하고, 일본의 어떤 지방에서는 닭의 볏과 간을 섞어 마늘을 넣고 삶아 먹어 치료를 한다고 한다. 어떻든 간에 다량의 비타민, 특히 비타민A와 미네랄 함유량이 월등히 풍부하다.

그래서 그렇게 공을 들여서 약을 만들지 않아도 간이라면 무슨 간이든지 좋으므로 간 구이를 가정에서 자주 이용하면 좋다. 물론 지성이면 감천이라고 공을 들여 약을 만들어 사용하면 그 효과야 두말할 필요가 없겠다. 또 옛날부터 널리 알려져 온 칠성장어, 국화주, 쑥 즙을 바르는 방법 등이 있다. 피로한 눈, 눈곱이 끼는 눈, 충혈된 눈, 침침한 눈 등에 효과가 있다(3장 62를 참조).

4) 쇠물푸레나무 달인 물

쇠물푸레나무의 줄기를 꺾어, 잎과 함께 달인 물은 강한 빛
을 받아 손상된 눈이나 눈을 뜰 수 없을 정도로 눈곱이낀 눈
에도 즉각적인 효과를 나타낸다. 눈 주위에 심하게 열이 나던
증상이 없어지고, 시력은 정상으로 되돌아갈 것이다(6장 38을
참조).

5) 벌꿀

벌꿀을 한 방울 떨어뜨리면 좋아진다. 눈의 상태가 나쁠 때
일수록 강한 자극을 받게 되는데 한참 지난 뒤에는 상쾌해진
다. 다만 아이에게는 지나치게 자극적일 수도 있으므로 어른
일 경우에만 실시한다(2장 18, 5장 7, 6장 49, 11장 24를
참조).

6) 꽈리 즙

빨간 열매의 즙을 눈의 상처에 한두 방울 떨어뜨리면 된다.
그 효과는 대단히 빨라서 자고 나면 벌써 완쾌되어 있는 게
보통이다(1장 74를 참조).

7) 왕머루 즙

왕머루의 덩굴을 10㎝정도로 잘라서 한쪽을 눈에 갖다 대
고 다른 한쪽을 다른 사람에게 힘껏 불어 달라고 한다. 그러

면 이쪽 끝에서 즙이 나오는데, 이 즙이 눈의 상처에 매우 효험이 있다. 아이가 캠프를 갈 때 이런 상식을 알고 있으면 도움이 될 것이다(5장 20을 참조).

8) 질경이로 흡입

질경이의 잎을 따서 불에 구운 다음 가볍게 비벼 뜨거울 때 눈꺼풀에 붙인다. 그리고 그날 밤을 그대로 잔다. 그러면 다음날 아침에는 고름이 나와 있을 것이다. 저녁에 다시 한 번 같은 방법을 실시해 주면 완치될 것이다(1장 48을 참조).

9) 콩나물과 양파

콩나물과 양파로 샐러드를 듬뿍 만들어 먹으면 정혈작용이 신속히 이루어져 간장의 해독을 촉진시키고, 또한 샐러드에 눈이 필요로 하는 비타민C와 비타민A가 많이 함유되어 있으므로 그 효과가 배가되어 신속하게 눈의 피로를 치료해 줄 것이다.

귀에 이상이 생겼을 때

10) 우엉 잎의 생즙

우엉 잎과 밥알을 질척하게 개어 동글동글하게 뭉쳐서 귓속에 조금 밀어 넣어 주면, 외이염의 응급조치가 된다. 중증일 경우에는 지체 말고 병원에 가서 진료를 받아야 하지만, 가벼운 증상일 경우라면 이 방법으로 치유되는 경우가 많다. 물론 다음날에는 귓속에 든 것을 빼내야 한다.

귀에 관계되는 질환들은 대부분 신장이 약한 것이 원인인 경우가 많은데, 신장에 나쁜 음식 즉 단 음식이나 육류를 편식하고 칼슘이 많은 야채나 해조류를 싫어하는 사람에게 많이 발생하는 증상이므로, 이 식생활 습관부터 개선하면서 치료를 하게 되면 근본적인 치료를 할 수 있을 것이다(1장 55, 2장 79를 참조).

기타 효용 : 관절염, 편도선염, 치통에는 우엉 잎과 밥알을 개어서 헝겊에 펴 발라 붙이면 통증이 가라앉는다.

11) 범의귀의 즙

범의귀의 잎을 뭉쳐서 강판에 갈아 짠 즙을 콩알 크기로 뭉친 탈지면에 적신다. 그래서 이것을 귓속에 살짝 밀어 넣어 두면 가벼운 증상일 때에는 하룻밤 정도 지나면 낫는다. 다음날에는 이 약을 빼내도록 한다(1장 77, 7장 13을 참조).

12) 오징어 석회 가루

갑오징어의 단단한 석회를 깨끗이 씻어 말려 두었다가 안쪽을 긁어서 흰 가루를 다섯 손가락으로 집을 수 있을 정도의 양을 만들어 두세 방울의 초로 둥글게 뭉쳐서 귀속에 넣는다. 하루에 한두 번 이렇게 해서 며칠 동안 갈아 넣는 사이에 낫게 된다(2장 23을 참조).

13) 매실 장아찌

과육을 흐트러지지 않도록 고루 펴 껍질이 바깥쪽을 향하게 해서 귀 주위를 감싸듯이 붙인다. 마르면 갈아붙이는 식으로 몇 차례 하는 동안에 낫는다.

14) 무즙

무를 갈아 즙을 짜낸 다음에 귀이개 등에 솜을 말아서 즙을 묻힌 다음 귓속에 골고루 바른다. 하루에 3~4회. 며칠이 지나면 상쾌해질 것이다.

15) 미꾸라지 찜질

미꾸라지의 배를 갈라서 뼈를 발라내고 껍질의 미끈미끈한 쪽을 부은 곳에 대고 반창고로 고정시켜 준다. 마르면 새 것으로 갈아붙이는 동안에 나을 것이다(5장 51을 참조).

16) 피마자기름

외이염으로 귀가 아플 때는 피마자기름을 두세 방울 귓구멍에 떨어뜨리고 탈지면 등으로 막아두면 낫는다.

코에 이상이 생겼을 때

17) 녹황색 야채

호박, 시금치 등 잎이 푸른 야채를 충분히 먹도록 한다. 그것들은 지혈에 필요한 칼슘, 비타민K가 풍부하고 비타민C는 혈관을 튼튼히 해서 출혈을 방지해 준다. 원래 남성의 경우 여성에 비해서 좀더 세심한 주의를 요한다. 혈관이 약해서 잘 터지기 때문에 생긴 증상이므로, 이것이 뇌에 나타나면 뇌졸중을 일으키기 때문이다. 3장에서 고혈압, 동맥경화, 뇌일혈이 되었을 경우에 소개한 식이요법이나 약초 이용법을 참조하기 바란다.

18) 삼백초 달인 물

삼백초는 생잎과 줄기를 2㎝ 정도로 썰어 3컵 분량의 물속에 한 줌 집어넣고 20분 정도 끓인다. 그것을 약수건을 이용해서 걸러낸 다음 3회에 나누어서 복용한다. 빠르면 하루만에 차도가 있지만 확실하게 하기 위해서 2~3일은 계속 먹는다. 중증일 때는 1개월 정도는 꾸준히 복용한다(2장 60과 104, 3장 23과 42와 64, 5장 25, 6장 27, 9장 33을 참조).

19) 연뿌리 즙

연뿌리를 갈아 약수건으로 걸러 즙을 만든다. 이 즙을 탈지면에 적시어 코피가 나왔을 때 콧구멍에 넣으면 곧 출혈이 멈춘다(1장 55, 10장 10을 참조).

기타 효용 : 치질의 출혈에도 효용이 있다.

20) 대파 줄기를 붙임

파의 흰 줄기 부분을 세로로 쪼개 가운데의 속을 제거하고 미끈미끈한 것을 콧등에 붙인다. 잠시 후에 막힌 코가 뚫릴 것이다.

21) 달팽이 분말

축농증은 신장이 약해진 것이 원인이기도 하지만, 코의 점막의 강한 저항력을 꾀하는 것도 중요하기 때문에 수술로는 좀처럼 근본적 해결이 되지 않는다. 칼슘이나 비타민이 많은 알카리성 식품을 섭취하여 혈액의 정화를 꾀하는 것이 무엇보다 우선되는 회복에의 첩경이다. 그래서 신장을 강화하고, 혈액을 정화하는 칼슘의 보급원으로서 달팽이의 분말은 일석이조라고 할 묘약이다(2장 67, 6장 47, 8장 1을 참조).

22) 삼백초 잎

건조시킨 잎 한 줌에 적당량의 물을 부어 물의 반 정도가 될 때까지 끓여 그 물을 마시면, 콧병의 체질 개선에 도움이 된다. 게다가 생잎 4~5매에 굵은 소금을 약간 뿌려서 문지르고 적당한 굵기로 말아 콧속에 넣는다. 30분 정도가 지난 뒤에 이것을 꺼내고 코를 푼다. 이것을 하루에 한두 번 2~3주간 계속하면 고름이 나오고 완전히 치유된다. 이와 함께 신장 강화 식품인 검은 참깨, 곤약, 연, 녹미채 등을 매일 식탁에 번갈아 올리도록 하면 더욱 효과가 커질 것이다(2장 60을 참조).

| 입이나 목구멍에 이상이 생겼을 때 |

23) 검게 쪄서 구운 다시마 분말

다시마를 프라이팬에서 바삭바삭하게 구워낸다. 이것을 갈아 분말을 만들어 환부에 바른다. 이것은 폭음 폭식으로 인해 혓바늘이 생겼을 때도 잘 듣는다. 그러나 이런 때는 위장에 무리가 있다는 증거이므로 다시마와 비슷한 바닷말을 무즙과 섞어서 먹으면 깨끗하게 나을 수 있다(2장 65를 참조).

24) 닭의장풀 즙

뜨거운 것이나 조금만 맵고 짠 것 등이 들어가면 자극을 받는 구내염에는 닭의장풀의 잎과 줄기의 즙을 짜내 불 위에서 수분을 증발시키고 남은 청대(靑黛)를 환부에 바르면 편해지고 곧 치유된다. 이 구내염은 그 종류나 원인이 다양하지만 병원에 가면 일반적으로 항생물질을 투약해 준다. 항생물질은 효과가 대단히 좋지만 장기간에 걸쳐서 사용하는 것은 바람직스럽지 않고, 내복약일 경우에는 더더욱 그렇다. 단 것을 과식한 결과 비타민2가 부족해서 구내염이 되는 경우도 허다하므로 과자류나 아이스크림이나 주스 등을 삼가면 증상이 가벼워지거나 경우에 따라서는 구내염 증상이 없어져 버리기도 한다(3장 41을 참조).

25) 봉선화 달인 물

옛날부터 목구멍에 가시가 걸렸을 경우에는 밥을 입에 넣고 씹지 말고 꿀꺽 삼키면 걸렸던 가시가 내려간다고 흔히 알려져 왔는데 확실히 효과가 있다. 그리고 또 하나의 확실한 방법은 그늘에 말린 봉선화 꽃, 줄기, 잎을 한 줌 정도 한 컵의 물에 넣어 푹 끓인 물을 마시면 그 사이에 생선 가시는 빠져

버리게 될 것이다(2장 46을 참조).

26) 율무, 광나무, 커피 원두, 찻잎

광나무 잎을 껌처럼 10일 정도 계속해서 씹으면 혀 위에 끼어 있던 백태도 없어지고 구취가 없어진다는 것은 2장 13에서 소개한 바 있다. 그것은 위궤양의 회복과 함께 낫는 것이다. 그런데 아무런 이유도 없이 구취가 심하다는 사람도 있는데 그런 경우에는 껍질째 율무를 볶아 몇 개를 입에 넣고 씹는 것만으로 구취가 없어져 버린다. 커피 원두를 씹는 것도 때로는 효과가 있다. 커피향이 구취를 없앨 뿐 아니라 함유 성분인 홀후릴기의 작용으로도 구취가 없어지는 것이다. 마늘을 먹고 난 뒤의 냄새는 생강즙이나 우유를 마시면 없어진다고 하는데 말끔히 없어진다고는 말할 수 없을 것이다.

27) 가지꼭지 달인 물

입안의 염증에는 가지꼭지 달인 물이 효과가 있다.

그늘에 말린 가지꼭지를 대여섯 개 정도 뚝배기나 법랑냄비에 넣고, 5컵의 물을 부어 약한 불로 천천히 달여 물이 절반 정도까지 줄어들었을 때 불에서 내려놓는다. 그러면 진한 보리차 같은 색이 날 것이다. 여기에 굵은 소금을 약간 넣고 하루 2~3회 양치질을 하면 점점 나아질 것이다. 차가우면 자극이 크기 때문에 조금 미지근하게 데워서 사용하는 것이 좋다(3장 48을 참조).

28) 덩굴여지 즙

편도선염에는 덩굴여지를 갈아서 즙을 짜내 그것을 가제 등에 적셔 목에 붙인다. 그러나 어디까지나 응급조치이므로 이것만으로 완치된다고는 장담할 수 없다(1장 52를 참조).

29) 벌꿀과 무즙의 혼합물

무즙과 순수한 벌꿀을 반반씩 섞어서 사용하는데, 이 방법 외에 특효를 기대한다면 벌꿀 절임 마늘이 좋다. 그러나 습관적으로 목구멍이 붓거나 발열하는 사람이라면 반드시 정밀검사를 받는 게 좋을 것이다. 이 방법은 갑자기 목에 무리가 가게 노래를 불렀다거나 소리를 쳐서 상태가 안 좋을 때 사용하면 효과를 기대할 수 있는 방법이다(1장 40을 참조).

30) 치자 열매 달인 물

편도선염은 치자 열매를 달인 물을 사용하면 놀랄 정도로 효과가 있는데 다만 강렬한 통증이 상당히 괴로울 것이다.

치자 열매를 약한 불에서 1시간 정도 달이면 위스키 색깔의 진한 물로 변하게 되는데 이것을 복용하면 퍽이나 애먹었던 증상도 깨끗하게 치유될 것이다.

입안이 거칠어졌거나 잇몸이 부은 것이 곧 낫는다고 할 수는 없으나 편도선염은 통증이 없어진 이후에도 몇 차례 반복해서 꾸준히 양치질을 하고 있으면 완전히 나아버릴 것이다(1장 36을 참조).

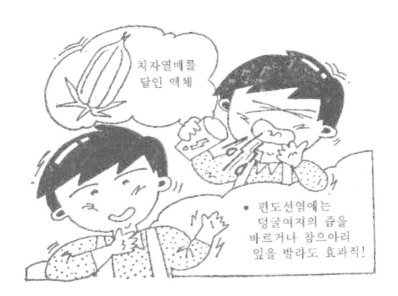

31) 참으아리(미나리아재비) 잎

시계를 차는 왼손 손목에(바깥쪽이 안전하다) 생 잎사귀를 문질러 비벼서 조그맣게 붙인다. 확실한 이유는 알려져 있지 않지만 거기에 물집이 생기면 편도선염은 낫는다. 하지만 물집이 다른 데로 옮기지 않도록 가능한 한 잎을 작게 뭉쳐서 붙여야 한다. 그리고 미나리아재비의 뿌리는 맹독성이 있으므로 입에 넣지 않도록 각별히 신경 써야 한다.

치아에 이상이 생겼을 때

32) 별꽃 즙

삼백초를 문질러서 바르는 게 잘 듣는데 이 냄새가 싫은 사람은 별꽃의 즙을 바르면 좋을 것이다. 원래 별꽃에는 잇몸을 긴축시키고 출혈을 멈추게 하는 작용이 있다. 가지꼭지를 검게 쪄서 구운 것에도 그 효과를 기대할 수 있는데, 그것과 같은 약효가 있기 때문일 것이다. 그늘에서 말린 별꽃을 질그릇 냄비나 법랑냄비에 넣은 다음 뚜껑을 덮고 위에 올려놓았다가 연기가 나오지 않게 되면 내리고, 그것을 철확으로 갈아 뭉갠 것에 굵은 소금을 섞는다. 그리고 이것을 다시 프라이팬에서 볶아 사용한다. 또 별꽃은 즙으로 해서 마시면, 그 속에 다량으로 함유된 칼슘이 혈액을 정화하고 화농균의 번식을 억제하기 때문에 잇몸에 대단히 좋으므로 병용한다(2장 81을 참조).

기타 효용 : 별꽃의 미네랄과 효소의 작용은 건강 증진에 대단히 좋다. 그늘에 말린 것을 듬성듬성 썰어 물을 붓고 끓인 것을 물처럼 마시면 건강한 간장 유지와 혈액을 정화하며 이뇨와 모유가 잘 나게 하는 묘약이 된다.

33) 삼백초 달인 물

치통은 겪어보지 않은 사람은 도저히 상상할 수 없을 정도로 곤욕스러운 것이다. 그럴 때 삼백초 잎 한 줌에 물을 붓고 물이 반으로 줄 때까지 끓여서 그 물을 마시고 잎을 한 장 꽉 깨문다. 이것과 함께 아픈 증세가 있는 볼에도 잎을 붙인다. 이 방법은 응급처치이기는 해도 대단한 효과가 있다(2장 60과 104, 3장 23과 42와 64, 5장 25, 6장 27, 9장 18을 참조).

기타 효용 : 두통에도 놀랄 정도로 효과가 있다.

34) 삼백초 온찜질

그늘에 말린 잎을 소금물로 씻어, 이것을 잇몸에 끼고 잠을 잔다. 다음날 아침 이것을 제거하고 소금물로 양치질을 하면 피고름이 낫는다. 이렇게 매일 꾸준히 하는 동안에 곧 잇몸이 긴축되고 통증도 멈추며 치유될 것이다(2장 60을 참조).

35) 우엉 즙

40g 정도의 우엉을 즙을 짜 낸다. 거기에다 소금 2/3스푼 정도를 넣고서 달이다가 걸쭉한 상태가 되면 그것을 치근에 바른다. 그러면 치통이 가실 것이다(1장 55, 2장 79, 9장 10을 참조).

36) 간 무

충치나 치근이 열이 나고 아플 때는 무를 강판에 갈아 아픈 치근과 볼 사이에 넣는다. 이 방법은 응급처치이긴 해도 꽤 효과가 있는데, 통증이 가시면 반드시 병원에 가서 확실한 치료를 받는 게 좋다. 충치는 약으로는 절대 완치되지 않기 때문에 통증이 가셨다고 방치해두면 두고두고 고생하게 되기 때문이다.

37) 가지꼭지 분말

가지의 꼭지는 버리지 말고 두었다가 질냄비나 법랑냄비에 넣고 뚜껑을 덮고 약한 불 위에서 굽는다. 연기가 안나오게 되면 꺼내서 분말로 만들어 여기에다 같은 양의 굵은 소금을 섞어서 잇몸을 마사지한다. 아침과 잠자기 전, 하루 2회 실시하는 것을 며칠간 계속하면 치통의 원인이 되어 있는 치조 농루도 조금씩 좋아질 것이다(5장 53을 참조).

38) 된장, 매실장아찌, 마늘 간 것,
소금 넣은 알로에 즙과 간 무를 섞은 것

치통이 생기면 이런 재료 중의 어떤 것이든 칠하거나 바르거나, 또는 채우거나 하면 잠시 후에 통증은 가라앉는다. 하지만 반드시 치과의사를 찾아가서 근본적 치료를 해야 한다. 특히 충치에 의한 치통이면 병원에 가는 것 외에 달리 방법이 없다. 일단 충치가 되면 다른 기관과 달라서 정상적이 되기 어렵기 때문이다.

10장

부인병, 그 외 일반적인 증상

여성의 몸은 복잡하게 되어 있는가 하면 섬세하고 미묘하다. 육체적 정신적 환경의 조그만 변화에도 이상 증상이 일어나며, 일상적인 식생활이나 연령, 출산의 유무 등 여러 가지 조건에 따라 아주 다양하다. 따라서 여성이기 때문에 걸리기 쉬운 병이나 뚜렷하게 병이라고는 말할 수 없는 증상으로 고생하게 되는 경우가 허다하다. 그러나 일상생활에서 몸의 상태에 알맞는 치료나 섭생 등이 이루어진다면 이런 괴로움에서 다소나마 벗어날 수 있을 것이다. 물론 의사에 의한 전문적인 치료도 필요한 때가 있겠지만, 자기가 자기의 건강을 되찾고 건강을 관리하는 일이 가능하면 여성이기 때문에 겪어야 하는 괴로움은 반드시 적어질 것이다. 그리고 또 일상적인 건강관리가 필요한 것은 여성만이 아니다. 오늘날처럼 복잡한 사회에서는 더욱더 그렇지만 남성에게도 그것이 절실히 요구되고 있다. 그래서 남녀를 불문하고 여기서 모두 정력 감퇴 등 또는 병이라고는 말할 수 없는 증상 등으로부터의 회복, 치료, 섭생법을 반드시 실행하기를 권하는 바이다.

부인병, 여성이기 때문에 생기는 이상에

1) 감성돔(먹도미)의 골분

도미는 참돔, 감성돔, 샛돔 등 여러 가지 종류가 있다. 그 중에 감성돔은 피를 거칠게 한다고 해서, 옛날에는 임산부와 미망인은 먹어서는 안 되는 것으로 인식되어 있었다. 그처럼 정력을 보강하는 식품이었던 것이다. 그런데 가시는 어떤 돔의 것이라도 좋으며 힘이 없는 자궁이나 체력에 효과적인 약이 된다.

질냄비나 법랑냄비에 돔의 가시를 넣고 뚜껑을 덮어 연기가 나오지 않게 될 때까지 약한 불로 천천히 찌듯이 굽는다. 이렇게 한 것을 갈아 미세한 분말이 되면 벌꿀을 넣고 개어 콩알 크기로 뭉친 것을 하루 두세 개 먹으면 생리가 순조로워지고, 또 생리통의 특효약으로서도 대단한 효과가 있다. 수유부의 경우에는 젖도 잘 나게 되고, 어쩌다 일어나는 히스테리에도 분명한 효과가 있다. 또 일어서면 눈앞이 아찔한 증세에는 벌꿀대신에 삶은 당근을 넣어서 하루에 3회, 한 개씩 먹으면 좋아질 것이다.

2) 개연꽃 달인 물

늪이나 못 등지에서 연과 토란의 잎을 합한 것 같은 식물을 보게 되는데 이것이 개연꽃이다. 이 개연꽃을 채취해서 하루 밤을 물에다 푹 담갔다가 잘게 썰어 기름을 넣고 볶아 간장

290 건강정복 민간요법

등으로 맛을 내서 먹으면 특수한 알칼로이드가 효과를 발휘해서 몸에 활기를 준다. 또 말린 뿌리를 달여서 그 물을 매일 반 컵 정도 계속 마시면 모든 부인병에 효과가 있다. 예를 들면 유방이 붓거나, 갱년기 장애, 자궁의 부정 출혈을 멈추게 하는데 특효를 나타낸다.

3) 당귀를 달인 물

샐러리가 유럽 여성에게는 모든 부인병의 특효약으로 사용되어지고 있다면, 동양에서는 당귀가 그 본보기라고 할 수 있다. 달인 물을 복용하는 것 이외에도 생으로 목욕물에 넣고 목욕을 하면 하반신에 원기를 불어 넣어주며 혈액순환을 순조롭게 해주고 히스테리에도 효과가 있다. 월경불순 등 흔히 말하는 부인병이라는 것은 호르몬 이상에 의한 경우가 많은데, 외부로부터 호르몬을 주입시켜주면 체내에서 호르몬 생성을 중지하는 일도 있고, 새로 여성 특유의 많은 병을 발생시키는 원인이 되기도 하는 경우가 있기 때문에 음식물에 의해서 자연의 형태의 호르몬제를 보충하고, 호르몬의 분비를 정상화하는 편이 몸에 이로울 것이다. 따라서 당귀를 달인 물을 복용하고 당귀를 넣은 욕조에 들어가 목욕하는 등 당귀를 십분 활용하는 것이 현명한 방법이다(6장 17을 참조).

4) 쥐참외 탕과 쥐참외 주스

쥐참외에 대한 자세한 내용은 2장의 27과 75에 이미 소개한 바 있다. 이 쥐참외를 10개 정도 욕조에 넣고 목욕을 하면 따끈따끈하고 목욕한 후 한기를 느끼지 않게 된다. 하지만 익숙하지 않을 때 장시간 입욕하는 것은 현기증을 유발시킬 수도 있으므로 주의해서 사용해야 한다. 또 욕조에 넣는 방법 외에도 이 쥐참외를 주스를 만들어 마시면, 월경불순이나 생리통으로 고생하는 사람이라도 반년 이내에 반드시 완치되어 버릴 것이다.

5) 익모초 달인 물

익모초, 일명 충위(茺蔚)라고도 하는 이 약초는 여성에게 알맞는 약초이다. 달인 물을 매일 반 컵에서 1컵 정도 꾸준히 마시면 월경불순은 물론 대하, 자궁 상태가 고르지 못할 때 등 대부분의 부인병에 효과가 있으며, 반응이 빠르게 나타날 경우 복용한 지 1주일이면 임신하기 어려웠던 사람도 그 가능성이 나타난다. 이 익모초의 여성기 수축 효과는 전 세계의 산부인과 분야에서 인정하고 있을 정도이므로 여성에게 있어서 절대적인 약초라고 해도 극언이 아니다(3장 8을 참조).

6) 우슬(牛膝) 달인 물

트리코모나스는 여성에게만 생기는 것이라고 생각하는 것은 큰 잘못이며 남성에게도 옮긴다. 여성에게 색이 있는 대하가 있으면 일단 주의를 해야 한다. 이런 때는 우슬 달인 물을 하루에 수차례 며칠 동안 계속해서 바른다. 물론 남성도 함께 치료해야 한다. 가려운 증상이 없어지고 곧 낫게 될 것이다.

방치하면 트리코모나스 원충은 여성의 복막으로 침입해 들어가고, 또 남자는 정자 생성기능이 파괴되므로, 빠른 치료를 요한다. 그리고 이것을 계속해서 복용하면 월경불순인 사람도 치료된다(3장 29를 참조)

기타 효용 : 동맥경화나 각기병의 예방도 되지만, 임신 중인 사람은 피하는 것이 좋다.

7) 마늘 생강술

여성의 폐경기는 사람에 따라 다르게 나타나는데, 그 이유는 식생활에 의한 경우가 많다. 평소에 알칼리성 식품인 해초나 야채를 풍부하게 섭취하여 혈청을 맑게 하고, 비타민E가 풍부한 음식물을 먹고, 내장의 기능을 활성화하고 그것을 유지시키는 생활을 평소에 꾸준히 하면서 생활하면 폐경이 찾아오는 시기도 늦출 수 있을 것이다. 그래서 마늘 생강술을 사용해 보는 것도 좋다.

소주 1되, 마늘 썬 것 600g, 설탕 300g, 생강 50g을 주둥이가 넓은 병에 넣고 1개월 정도 재워둔다. 그런 후에 이것을 하루 한 스푼씩 복용한다. 계속해서 복용하게 되면 허리 아래가 차가운 부인병도 나으며, 갱년기 증상도 가벼워질 뿐만 아니라 별 어려움을 못 느끼고 지낼 수가 있다.

8) 찰흙 목욕

하반신 냉증의 부인병은 겪어본 사람만이 알 수 있는 괴로운 것이다. 발이나 허리, 어깨는 마치 콘크리트처럼 찬데 머리만 화끈거린다는 증상은 히스테리 증상의 여성의 대부분이 그러하다. 이런 사람은 욕조에 소금, 고추, 마늘, 얼레짓가루 중 어느 것이든 한 가지만을 넣고 목욕을 한다. 어떤 것이든 좋은 효과가 있는데 욕심을 내어 이것저것 넣지 말고 한 가지를 넣는 것이 좋다고 한다. 그런데 이런 것들 중에 조금 특이하고 효과가 있는 것이 찰흙이다. 다시 말하면 이것을 넣은 목욕물이 대단히 효과가 있다. 이것을 목욕물에 넣으면 목욕물이 흐려지지만 거기에 들어가서 목욕을 하면 언제까지나 따끈따끈하다. 찰흙은 채집하는 장소에 따라 다르지만 점토질에는 초산칼륨, 유산마그네슘, 철분, 칼슘이 풍부하게 함유되어 있기 때문이다. 이 방법으로 더욱 효과를 올리기 위해서는 이렇게 몸을 따뜻하게 한 후 아랫도리만을 약 30초쯤 물속에 담그고 있다 나오면 온천 효과가 지속될 것이다.

　　기타 효용 : 노이로제, 허리 아래가 차가운 부인병, 치질, 발기부전, 히스테리증상에도 효과가 나타난다.

9) 연뿌리 즙

　　입덧에는 연뿌리를 깨끗이 썰어 강판에 갈아 즙을 짜내서 반 컵 정도 마신다. 조금 마시기가 거북스러울지 모르지만, 태어날 아기를 위한 것이므로 참고 마신다. 이 즙을 짜내고 남은 찌꺼기는 뱅어포를 볶아 가루로 만든 것에 섞어서 간장으로 살짝 간을 해 먹으면 아기를 위한 칼슘을 충분히 섭취할 수 있게 된다(1장 57과 58, 3장 49, 9장 19를 참조).

10) 연의 열매 달인 물

인도의 성전 〈카마수트라〉에서는, 연꽃의 즙으로 여성의 성기를 씻으면 좋다고 나와 있는데 이것은 대하의 치료에 대해서 말하고 있는 것 같다. 그러나 그것보다도 연의 열매를 물이 반으로 줄도록 끓여 그 물을 계속 마시면 불쾌감을 주던 대하는 완치된다. 또한 월경불순에도 효과를 기대할 수 있다고 해서 이 연의 열매는 여성 전용으로 생각할 수 있지만, 병후의 회복기 노인이나 산후의 여성에게도 권하고 싶은 것이다. 그것은 증혈 작용이 뛰어나기 때문인데 다만 소화가 그다지 잘 되지 않으므로 과식하지 않도록 주의해야 한다.

11) 새우

어떤 종류의 새우든지 상관없으므로 기왕이면 저렴한 값으로 많이 활용할 수 있는 것이라면 더욱 좋다. 굵은 소금을 약간 뿌려서 먹는 것만으로도 좋고 겨울에 김장에 넣어 이용해도 좋다. 그 외에도 새우를 이용한 다양한 요리법이 있으므로 충분히 활용해 보도록 한다. 이렇게 식생활을 습관화하고 있는 동안에 허리 아래가 차가운 부인병은 본인도 모르는 사이에 완치될 것이다. 가끔씩 먹는 것만으로는 이런 효과를 기대할 수 없으므로 꾸준히 먹도록 한다.

12) 갯방풍 목욕

몸이 몹시 차가울 때도 이것을 넣은 욕조에 들어가면 금방 후끈거리며 하반신이 따뜻해진다. 여성에게 생기기 쉬운 대부분의 병은 이것을 꾸준히 복용하면 완전히 치유시킬 수 있으며 병이 나았더라도 중단하지 않고 복용하면 부인병을 모르고 지낼 수 있다. 이 방법은 부인병 중에서도 허리 아래가 차가운 병에 효과가 있으므로 입수하게 되면 말려두었다가 사용해도 효과에는 차이가 없다(1장78, 2장 45를 참조).

13) 민들레 뿌리 달인 물

모유 부족이 되는 것은 간장이 약해졌기 때문이므로, 그 간장을 튼튼하게 하는 음식물을 선택해서 다량 섭취한다. 예를 들면 잉어를 푹 곤 것, 팥을 사용한 음식, 콩 및 조개류 등이다. 꽃이 피기 전의 민들레를 채취해 깨끗하게 씻어 햇볕에 말렸다가 물이 반이 될 정도로 달인 물을 마시면 좋다. 1회 복용량으로 반 컵에서 한 컵이 적당하고 어린잎을 나물로 해서 데쳐 먹으면 효과가 있다(2장 4와 5, 89, 3장 24를 참조).

14) 감자와 생강을 바름

여성의 자궁병은 증상도 여러 가지이고 불가해한 점도 많고 그 해결도 왜 까다롭다. 그래서 해조류인 대황, 무의 잎 말린 것, 무화과나무의 잎을 사용해서 뒷물을 한다. 단번에 완치될 수는 없지만 어쨌든 자궁의 내부로부터 개선을 꾀할 수 있기 때문이다. 약간의 아픈 증세가 수반되는 증상에는 다음에 소개하는 감자와 생강을 사용한 용법이 효과가 있을 것이다. 토란이 좋지만 계절에 따라서 입수하기가 어려운 시기가 있으므로 때에 따라 감자로 대용해도 된다. 먼저 감자를 갈아서 생강 즙을 섞어 밀가루로 갠 다음 이것을 헝겊에 두껍게 펴 발라 하복부에 붙인다. 환부에의 흡수력이 대단하므로 목욕 요법과 함께 실행하면, 그 상승 작용으로 훨씬 빠른 효과가 나타날 것이다. 똑같이 바르는 약이라도 남천촉의 잎을 비벼서 하복부 일대에 붙이는 것도 효과가 있다. 그리고 복용 약으로는 으름덩굴의 열매와 줄기를 말려서 달인 것이 좋으며, 익모초, 삼백초 등을 대용해도 뛰어난 효과가 있다.

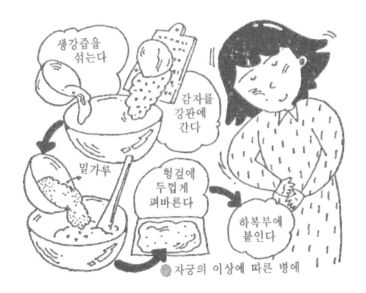

15) 쑥탕

쑥의 효능에 대해서는 1장 54에서 자세하게 소개했다. 한방에서 기본 약재로 많이 쓰는 이 쑥은 생잎이면 주스를 만들어 마시고 말린 잎이면 달여서 마신다. 그리고 욕조에 넣어서 사용할 때에는 생잎이든 말린 잎이든 상관없다. 이렇게 해서 병용하면 불감증, 불임증에는 매우 효과가 있다. 물론 몸속까지 온기가 돌아 목욕 후에 한기를 느끼지 않는다. 월경불순에 효과가 있는 것은 말할 것도 없다(1장 54, 3장 33과 54, 6장 28을 참조).

기타 효용 : 신경증, 비정상적인 혈압에도 뛰어난 효과가 있다.

16) 반하(半夏)

반하의 떫고 쓴 맛을 우려내는 방법에 대해서는 앞에서 소개한 바 있지만 만일의 경우를 생각해서 다시 한번 설명한다. 주로 뿌리를 사용하는데 겉껍질을 수세미 등으로 잘 긁어내고, 하루쯤 소금물에 푹 담가 두었다가 그 다음날 하루는 깨끗한 맹물에 담가둔다. 이런 식으로 떫고 쓴 맛을 잘 우려내야지 그렇지 않았을 경우에는 설사, 구역질, 복통 등을 일으킬 위험이 있다. 이렇게 잘 우려낸 다음에 달여서 마시는 것이며, 다루는 데 조금만 신경 써서 사용하면 대단한 효과가 있는 약초이다. 인도, 중국에서는 생강즙을 입덧을 다스리는 약으로 썼다는데 그것은 생강에 구역질을 억제하는 작용이 있기 때문이다. 가벼운 입덧이라면, 이 방법을 이용하면 훨씬 빠른 효과가 있을 것이다(3장 30을 참조).

17) 연뿌리 냉찜질

가벼운 유선염이라면 연뿌리를 갈아서 밀가루와 초와 물을 약간 넣고 잘 갠다. 이것을 헝겊에 펴 발라서 유방 위에 붙여서 찜질을 하는 것이다. 마르면 새 것으로 바꿔 붙여야 하는데 이렇게 몇 차례 반복하고 있는 동안에 부기가 가라앉고 상쾌해질 것이다.

18) 볏 구이

닭의 볏 구이에 대한 효능에 대해서는 7장 19에서 소개했듯이 이 볏을 구워서 간처럼 먹는다. 매일 먹기는 어렵겠지만, 가능한 한 꾸준히 복용하게 되면 완치될 것이다(7장 19, 8장 15와 40을 참조).

19) 진황정 술

진황정을 소주에 3개월 정도 재워두었다가 하루에 두 스푼 정도 마시면 효과가 있다. 이때 중요한 것은 도중에 중단하지 말고 꾸준히 복용해야 하는 점이다. 30대 초기의 사람이라면 1개월 정도 꾸준히 복용하면 웬만한 불감증은 완치되어버린다(6장 61, 11장 29를 참조).

기타 효용 : 정혈작용이 강하므로, 당뇨병, 신경통 등에도 탁효가 있다.

20) 개다래나무 찜질

개다래나무 잎, 줄기, 열매 모두를 욕조에 넣고 목욕을 한다. 이것을 도중하차하지 말고 꾸준히 계속하면 여성 특유의 병은 깨끗이 나아버릴 것이다(6장 39와 40을 참조).

21) 메를 달인 물

어릴 때 말린 고구마를 간식으로 먹었던 기억을 가진 사람들이 많을 것이다. 찐 고구마를 얇게 썰어 햇볕에 꼬들꼬들하게 말리듯이 메 뿌리도 같은 식으로 해서 먹는다. 그러는 한편으로는 이 뿌리를 달인 물을 복용한다. 그리고 잎은 나물로 해서 데치고 꽃은 국으로 하거나 식초를 친 요리로 해서 먹는 등 버리는 것 없이 섭취하는 것이다. 또는 즙을 만들어 한 스푼씩 하루 3회 복용하는 것도 대단한 효과를 기대할 수 있다. 이런 방법들 중 체질이나 조건에 맞는 것을 택해서 꾸준히 실시하면, 불감증 증상이 사라져 버릴 것이다(8장 3과 35를 참조).

기타 효용 : 신장병, 당뇨병에도 효과가 있고 부부가 함께 복용하면 임포텐츠 기미였던 남편도 활력이 넘치게 된다.

│ 일상적으로 일어나기 쉬운 이상 │

22) 벌꿀을 탄 묵은 생강 탕

아이들 주먹만한 크기의 묵은 생강을 즙을 짜내서 그 양과 같은 정도의 분량의 벌꿀을 넣어 뜨거운 물을 붓는다. 이 한 컵이면 좀처럼 멈추지 않던 딸꾹질도 딱 멈춰 버릴 것이다. 게다가 매실장아찌의 매실의 씨를 5개 갈아서 따뜻한 물을 부어 함께 마셔도 딸꾹질이 멈춘다.

23) 미역의 구근과 오이 식초 요리

삼나무가 있는 지방에서는 주기적으로 삼나무 화분증이 나타나는 경우가 있다. 그런데 의사에게 진단을 받을 때 초기의 삼나무 화분증이면 대개 항히스타민제가 투약될 것이다. 그리고 초기 증상이 지나면 부신피질호르몬의 내복약이나 페코나제 등의 프로피온산 페크로메타존의 코 스프레이가 주어질 것이다. 이것들은 꽤 효과가 있지만 근본적인 치유책이 못되고 상용하면 부작용도 의심스러워진다. 그래서 초기의 증상일 경우에는 해조류의 구근과 오이의 식초 요리를 꾸준히 먹도록 한다.

화학약품과 달라 계속 먹는다고 해서 부작용은 걱정할 필요가 전혀 없다. 해조의 구근과 오이의 식초 요리로 고쳤다는 사람도 꽤 있을 정도이므로 그 효과는 확실하다. 미역의 구근은 해조류라고는 생각할 수 없을 정도의 초 강정식품이므로 여러 가지 병을 예방해 주는 역할도 한다. 그러나 한 번에 너무 많이 먹으면 요오드 과잉이 되므로 주의해야 한다.

대체로 미역은 봄에는 동물적인 생태, 겨울에는 식물적인 생태를 보이면서 증식해 간다. 동물적인 생태라는 것은 그 구근인 미역이 구근이 분비하는 끈적끈적한 즙 속에 수십억 되는 알을 가지고 있어, 그것이 바위에 부착해서 증식해가기 때문이다. 그래서 이 미역의 구근을 물에 적시면 이 알로 인해 물이 보얗게 흐려진다. 그러므로 우선 조리하기 전에 이것을 마신다. 천연 비타민류, 천연 미네랄을 다량 함유한 최고 걸작의 음료가 완성되기 때문이다.

요오드가 갑상선을 자극해서 호르몬의 활성을 촉진하며, 혈압도 내려가고, 변비에도 좋고, 과민성 체질도 낫고, 게다가 비만 교정에도 좋으며, 더욱이 여성의 아름다운 피부를 위해서도 효과가 있다고 한다. 물론 미역과 함께 먹어도 과민성 체질 개선의 효과는 변함이 없다. 거기에 오이와 식초의, 정혈 작용과 부신피질호르몬 분비 활성화 작용의 두 개가 합쳐지면 삼나무 화분 알레르기로부터의 치료에 꽤 빠른 진척이 있을 것이다. 3가지의 식품이 알레르기체질을 개선해서 강인한 저항력을 길러주기 때문이다. 만일에 이 미역의 구근을 구하기가 어려우면 미역으로 대신해도 된다.

24) 고추 술

옛날부터 대머리가 되는 증상에는 고추를 약으로 써 왔다. 시판되는 양모제에도 고추 성분이 혼합되어 들어 있다는 표시가 있을 정도이므로 그 약효가 인정되고 있는 것이다. 자주쓴풀이나 고추를 알코올에 재워서 3개월이 지나면 충분히 양모제로서 사용할 수 있는데 이것을 손가락으로 찍어 머리에 비벼 바르는 것이다. 이때 세발 후에 하는 게 더 효과적이다. 신경성 원형탈모증, 젊어서 대머리가 된 경우에 특히 효과가 있다.

머리를 감을 때는 마늘을 우려낸 물로 감도록 한다. 머리에서 마늘 냄새가 날 거라고 생각하겠지만 결코 그렇지 않고 오히려 땀 냄새를 없애준다. 고추 술을 문지르기 전의 사전 준비 같은 것으로서 이렇게 하면 약 술의 효과가 훨씬 높아진다. 한 가지, 고추 술은 눈에 들어가지 않도록 주의해야 하고 만약에 들어가면 바로 물로 씻어낸다.

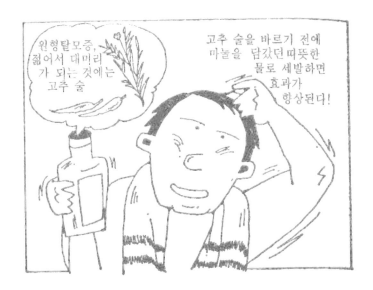

25) 솔잎

솔잎 100개 정도를 한 다발로 만들어 날카로운 쪽으로 머리의 정수리 부분을 두드리는 것이다. 전체를 세발 후에 두들기는 것만으로 좋은 예방책이 된다. 신경성, 또는 영양실조에 의한 원형탈모증에는 특히 효과가 있다.

기타 효용 : 신장병에도 효과가 나타난다.

26) 솔잎의 녹즙

솔잎을 잘게 썰어 간 것을 물에 타서 마시는 것이다. 매일 한 줌 정도의 솔잎을 먹으면 좋은데 만일 먹기가 고약하면 벌꿀을 넣어 마신다. 물론 일시에 백발이 없어지지는 않지만 장기적인 복용으로 조금씩 백발이 줄어들 게 틀림없다(3장 6, 6

장 26을 참조).

27) 매실 밥

여름을 타거나 스태미나 부족, 또는 쉬 피로할 때 좋다.

밥을 지을 때 매실장아찌의 매실의 살을 쌀에 섞어서 밥을 짓는다. 일인당 한 끼분으로 큰 매실 3개를 넣으면 될 것이다. 몸의 상태가 나쁘면 장의 활동도 원활하지 못해 체내에는 해로운 독소가 가득 괴게 된다. 그 때문에 매실초가 필요하게 되는데 이것이 체내에서 해독작용과 소화촉진, 정장에도 작용하므로 건강 유지에 더없이 필요한 것이다. 그러면 반찬으로 매실장아찌를 먹으면 되지 않겠느냐고 생각할지 모르지만, 그렇게 하면 식욕이 자극되어 그 때문에 수분을 섭취하고 싶어진다. 수분을 섭취하면 위액의 농도가 엷어지므로, 오히려 역효과가 나지 않는다고 장담할 수 없다. 그러나 매실 밥은 갈증을 일으키지 않고 뛰어난 알칼리성분이 강장 효과를 가져오는 이점만이 남는다. 그리고 이것으로 도시락을 만들었을 때, 절대로 밥이 쉬거나 상하는 일이 없다. 그리고 무엇보다도 매실 밥이 좋은 점은 매실의 신맛이 다른 맛을 빼앗지 않는다. 요컨대 반찬 맛을 변하게 하지 않는다는 것이다.

28) 생 양파와 미꾸라지

아침 식사 때는 양파 반쪽에다 계란 노른자 2개와 간장과 고춧가루를 넣고 잘 섞어서 이것을 밥과 비벼 먹는다. 이것만으로 스태미나가 증진할 것이다. 그리고 저녁 식사 때는 미꾸라지를 통째로 끓인 것이나 튀김, 된장국 등 용이한 방법으로 만들어 먹는다. 여름을 타는 데는 뱀장어 이상 없다고들 하지만 비타민류, 칼슘은 뱀장어보다 값이 싼 미꾸라지 쪽이 훨씬 많으므로 꽤 효과적이다. 결핵이 불치의 병이었던 시대에는 미꾸라지를 하루에 10마리씩 산 채로 먹고 고쳤다는 사람도 많을 정도로 영양이 풍부한 것이다. 양파와 미꾸라지로 원기가 돌고 즉효성이 있으므로 한 번 사용해 볼 만한 방법이다(2장 101, 5장 51을 참조).

29) 뼈째 고은 고기와 현미 수프

살코기를 뼈가 붙은 채로 적당한 그릇에 넣고 독한 소주를 붓는다. 그리고 그것을 찜통에 넣고 찌면 소량의 고기 국물이 생길 것이다. 그냥 마셔도 좋지만 너무 진해서 설사를 할 우려가 있으므로 이것을 현미 수프에 타도록 한다. 현미 수프를 만드는 방법은 현미를 여우색으로 고아 미음으로 만들면 되는데, 수프에 고깃국을 섞으면 흡수 효과가 증가하고 첫째로 몸에 무리가 없어진다. 간을 맞출 때는 소금으로 약하게 한다. 이것을 하루에 한 번씩 마시고 1주일이 지나면 기력이 충일해질 것이다. 모든 일에 의욕도 생기고 체력적으로도 자신감이 생긴다.

기타 효용 : 자폐증, 노이로제 등 신경적인 병에 효과가 있다. 또 식은땀을 흘리는 사람, 밤에 화장실에 여러 번 가는 사람, 불면증, 야뇨증 등도 치유된다.

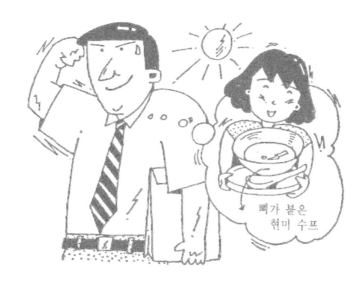

뼈가 붙은
현미 수프

30) 등 푸른 생선, 조개, 호박, 수박, 매실, 살구, 송실,
편도의 씨, 시금치, 수무, 머시루움, 무 잎

고 핵산을 섭취하는 것은 젊음을 되찾는 데 있어서 최상의
방법이다. 정어리, 고등어, 꽁치 등 등 푸른 생선이나 조개류,
동물의 간 등을 먹으면 그것이 가능하다. 핵산(核酸)이 부족
하면 세포의 재생산 활동이 둔해지고 신진대사가 저하되며,
그것이 원인이 되어 생각지도 않던 병에 걸리기도 한다. 그리
고 무엇보다도 연령에 관계없이 노화가 촉진된다는 사실이다.
식물의 종자나 야채에도 그것이 꽤 함유되어 있는 것을 선택
해서 애용하도록 하고 어패류를 포함해서 주변에서 손쉽게 구
할 수 있는 것이라면 무엇이든 꾸준히 먹는 게 좋다. 잘 먹고
왕성하게 활동하면 젊음은 유지될 것이다.

31) 검은 콩, 팥, 콩

어느 정도 나이를 먹게 되면 노화는 하루가 다르게 나타난다. 늦추거나 피할 수 있으면 하고 바라는 마음이 간절한데 무슨 음식을 먹느냐에 따라서 전혀 불가능한 일만은 아니다. 옛날 사람은 콩을 먹으면 해 저무는 줄 모르고 부지런히 일할 수 있다고 그 효능을 단적으로 가르쳐 줬다. 그것은 몸에 괸 독을 배출하는 작용이 있기 때문인데 오늘날처럼 독이 체내에 괴기 쉬운 열악한 상황에서는 구세주와 같은 식품이다. 또 한 가지 팥이 있다. 이것은 내장을 강화하는 왕성한 활동력을 가지고 있으며 옛사람은 이 팥을 특별한 날을 정해서 먹었다. 한때 잠잠했던 각기 증세도 인스턴트식품 때문에 점차 문제화되고 있는데 여기에는 팥이 대단히 효과가 있다. 한창 일할 나이의 사람이 갑자기 죽어버리는, 충심성각기(衝心性脚氣)로부터도 보호되므로 꼭 먹어야 하는 것이 팥이다. 그리고 콩은 천연 비타민E의 보고로 젊음을 유지하는 데 이 이상의 것은 없다. 이 세 가지 중 콩은 매일 먹도록 하고, 기타의 팥이나 검은 콩도 1주일에 한 번은 먹어 주면 노화 예방뿐만 아니라 젊음도 되찾아 줄 것이다.

32) 흑설탕

흑설탕은 미네랄이 풍부한 건강식품이다. 예전에는 단맛을 내는 조미료보다 강장, 진통, 정신 안정, 위장의 원활화 등의 약리작용이 있으므로 약으로 쓰였을 정도였다. 같은 설탕이라도 흰 설탕은 식품이 아니고 화학약품이라고 해야 할 것이다.

흑설탕에 화학약품을 넣어 분해 표백한 것이 흰 설탕으로 이미 비타민이나 미네랄이 상실되고 식품으로서의 가치가 없어져 버린 상태다. 다시 말하면 이미 화학약품과 같이 단순한 감미 첨가 식품에 불과하다. 때문에 흰 설탕 쓰는 것을 자제하고 흑설탕을 쓰기를 권한다.

11장

건강 증진, 자양을 위해서

젊을 때는 자칫하면 자기의 건강에 대해서 무신경하고 소홀히 하기 쉬운데, 30대 후반을 지날 무렵부터는 예전 같지 않은 자신의 건강에 마음이 쓰이거나 혹은 약간의 자각 증상이 나타나는 일이 많을 것이다. 특히 아이를 가진 주부는 30대가 되기 전부터 그런 괴로움을 호소하는 사람이 많은 것 같다. 세월이 흐름에 따라 비록 나이를 먹어 가지만 언제나 건강한 젊음을 유지한 채 활기차게 생활하고 싶은 바람은 누구나 마찬가지다. 게다가 지금 약간의 자각 증상을 느끼고 있는 사람은 두말할 필요 없이 그런 심정이 절실할 것이다. 건강은 건강할 때 지켜야 한다는 말이 있듯이 평소에 생활 속에서 실시할 수 있는 건강 요법을 마지막으로 소개하고자 한다.

1) 떡

옛날 어떤 지방에서는 떡을 찧은 다음 절구와 절구공이를 따뜻한 물로 씻어내 그것을 마셨다고 한다. 그리고 어떤 곳에서는 보통의 떡 이외에 정제하지 않는 싸라기 쌀로 떡을 만들어 액땜하기 위해서 그것을 먹었다고 한다. 어째서 이와 같이 맥막이로까지 우리들 생활 속에 떡이 활용되어 왔는지 궁금해지게 된다. 그것은 우선 떡이 몸을 따뜻하게 해주기 때문이다. 그런 만큼 화장실에 빈번히 출입하는 빈뇨증에도 효과가 있다고 할 수 있다. 먹는 것 이외에도 앞에서 기술한 떡 목욕을 하면 더욱 효과가 향상될 것이다. 다시 말하면, 떡은 옛날부터 우리들의 몸의 건강을 지탱해주기 때문에 병을 쫓을 수가 있고 액을 막을 수 있다고 생각했던 것이다.

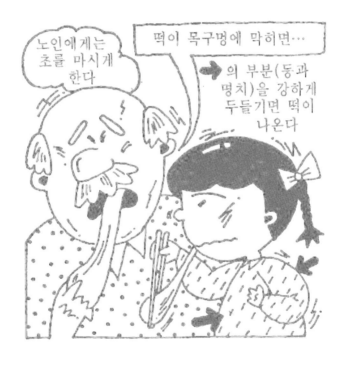

떡은 팥떡, 호도떡, 무떡 등 다양한 재료를 이용해서 만들어 먹을 수 있으므로 대단한 건강식이 될 것이다. 포만감을 가질 정도로 과식하지 말고 적당하게만 먹으면 비만에의 위협은 결코 없다. 만일 떡을 먹다가 목구멍에 걸리게 되면, 건강한 젊은이인 경우에는 명치 약간 윗부분을 강하게 탁 두드리면 떡이 밖으로 나오게 된다. 다만 노인이나 아픈 사람일 경우에는 이런 방법으로는 불가능하므로 식초를 먹이도록 한다. 떡이 걸렸을 때 이런 처치는 하지 않고 당황한 나머지 우왕좌왕하고 있는 사이에 큰일이 일어날 수도 있으므로 침착하게 앞에서 소개한 방법을 시도해 보면 큰 도움이 될 것이다.

2) 돼지, 닭의 간

곰의 간은 강장에는 더없는 묘약이지만 좀처럼 구하기 어려운 게 사실이다. 그러므로 그 효과에 거의 차이가 없는 돼지 간이나 닭의 간을 사용하면 도움이 될 것이다. 돼지 간이나 닭의 간은 되도록 신선한 것을 덩어리째 구입한다. 이것을 오븐에서 속까지 푹 찐 다음 적당한 크기로 썰어서 정종에 담갔다가 햇볕에 널어 말린다.

이것을 저녁식사에 한 줌이나 두 줌 정도 먹는 것만으로 효과를 얻을 수 있다.

3) 감차

가족 모두가 일년을 건강하게 보낼 수 있는 방법 중의 하나가 감차를 꾸준히 마시는 것인데 초여름이 이 감차를 준비하기에 좋은 계절이다. 그러기 위해서는 가능한 한 떫은 감의 잎이 좋은데 이것이 없을 경우에 단 감의 잎이라도 좋으므로 감나무 어린잎을 딴다. 이것을 깨끗이 씻어 쪄낸 다음 잘게 썰어 햇볕에서 말린다. 이렇게 해서 바삭바삭 말리면 변질될 걱정도 없다. 이것을 물 대신으로 마시는데 바이러스에의 저항력이 뛰어나고, 체질 강화에 뛰어날 뿐만 아니라 위장도 튼튼해지고 음주 뒤의 숙취도 없어지므로 대단히 유용한 차라고 할 수 있다.

감나무에 새로 돋은 잎은 전비타민C(비타민C로 바꾸기 전의 상태)가 레몬의 20배 이상은 함유되어 있으므로 즙을 내서 마시거나 데치거나 튀김으로 해서 먹으면 좋다. 게다가 전비타민C 상태라는 것은 열이나 물, 또는 공기 등으로 파괴되지 않고 체내에 들어가고 나서 비타민C로 바뀐다고 하니 영양 손실을 염려하지 않아도 좋을 정도다. 어린잎의 주스가 잇몸의 출혈을 멈추게 하고 거친 피부도 매끄럽게 해주는 것은 그 때문이다. 부작용이 없으므로 안심하고 마실 수 있고 게다가 아름답고 건강한 피부를 가꿀 수 있으므로 여성에게는 특히 권하고 싶은 것이다(3장 26을 참조).

4) 감 초

감초를 만드는 방법에는 다음의 세 가지 방법이 있다

① 깨끗이 씻은 생감을 물기를 잘 뺀 다음 꼭지, 껍질, 씨째 그대로 두 쪽으로 쪼개어 주둥이가 넓은 병에 넣고 쌀초를 붓는다.

② 깨끗이 씻은 생감을 물기를 잘 빼고 4쪽으로 쪼개서 삶았다가 하루쯤 그대로 두게 되면 완전히 식게 된다. 이것을 주둥이가 넓은 병에 넣고 정종을 붓는다.

③ 씻어서 물기를 닦아낸 생감을 두 쪽으로 쪼개 소주와 정

종을 섞어서 붓는다.

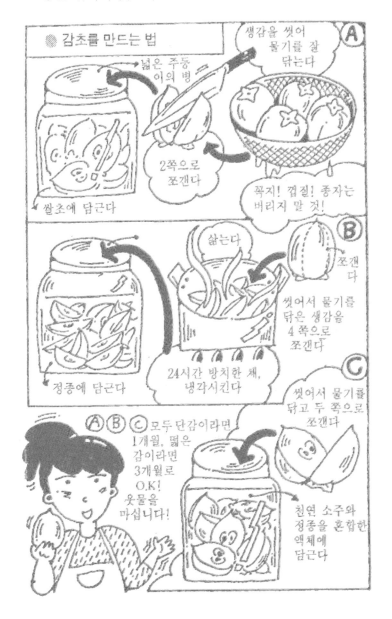

위의 어떤 방법이든 단감일 경우에는 1개월, 떫은 감일 경

우에는 3개월을 재워두면 완성된다. 꼭지, 껍질, 씨는 각각 약효가 있으므로 버리지 말고 전부 사용한다. 이때 감과 술이나 초의 분량은 1:2 정도의 비율이면 된다. 완성이 되면 그 윗물을 따라서 마시는 것인데 자연의 훌륭한 맛이 가득하므로 조미료로서도 사용할 수 있고, 이걸 한 스푼 마시면 건강이 증진되고 젊음을 되찾는 음료가 되는 것이다. 본격적인 초를 만드는 데는 복잡한 양조과정과 설비가 필요한 것은 막할 필요도 없지만, 이렇게 집에서 손수 만든 것에는 그것 나름의 장점이 있는 것이다. ①, ②의 방법으로 만든 감 초로 초밥을 만들 때 사용하면 대단한 맛이 난다(2장 92를 참조).

5) 사과의 활성 효소 음료

사람이 언제나 건강하고 젊음을 유지하기 위해서는 신진대사가 활발할 필요가 있다. 거기에는 효소가 효과적인 작용을 하게 되는데, 최근에는 그 점에 착안해서 효소가 들어 있는 건강 음료가 시판되기에 이르렀다. 하지만 값싸고, 손쉽게 마음대로 효소를 마시기 위해서는 집에서 직접 만들 수 있다면 더없이 좋은 일일 것이다.

① 우선 사과를 발효시키기 위해서는, 봄의 소나무의 새싹을 채취한다. 이 새싹에 야채 효소가 밀생하여 있기 때문이다.

② 그리고 주둥이가 넓은 병에 물을 붓고 흑설탕을 넣어 약간의 단 맛을 느낄 수 있을 정도의 배양기(培養基)를 만든다. 이 속에 소나무의 새싹을 2~3개 잘게 잘라서 넣

는다. 따뜻한 곳에 며칠 두면 흰 거품이 생길 것이다. 이것으로 원종(原種)이 완성된 것이다.

③ 사과 큰 것 약 20개 정도와 흑설탕 1Kg을 준비한다.

④ 1되 들이 넓은 병을 4개 준비하고 씨를 뺀 사과를 믹서나 주서에 갈아서 즙을 짠다.

⑤ 짠 즙을 다시 가제 등을 이용해 걸러내, 그 즙을 1되 들이의 넓은 병 두 개에 나누어서 넣는다.

⑥ 여기에 ③의 설탕을 500g 씩 넣고(뒤에도 사용하므로 10 스푼 정도는 남겨 둔다). ②의 원종을 각각 병에 가득해질 때까지 불은 다음 잘 섞는다.

⑦ 뚜껑을 덮고 따뜻한 방에 하루 밤낮을 두면 윗면에는 부유물이 뜨게 되는데 이것을 하루 3회, 3일 정도를 국자 등을 이용해 걷어낸다.

⑧ 3일쯤 지나면 윗면에 부유물이 없어지는 대신에 밑바닥에 불순물들이 가라앉아 있다. 그래서 1주일 정도는 다른 2개의 병의 주둥이에 가제를 대고 옮겨 붓는데 이것을 하루 한 번은 반드시 해야 한다. 1주일에 3일간은 가제를 한 겹으로, 나머지의 4일은 두 겹으로 해서 옮겨 붓기를 하면 아름다운 호박색의 액체만 남게 될 것이다. 그리고 옮겨 부을 때마다 미리 남겨두었던 설탕을 작은 숟가락으로 하나씩 넣어 휘저어 섞는다.

이렇게 하면 완성된다. 이것을 날마다 반 컵 정도 마시면, 위장의 강화, 혈액의 정화, 그리고 신진대사의 활성화 등을 유발시키는 것은 확실하다. 혹간 병에 걸리거나 상처를 입더

라도 자연 치유능력이 대단히 뛰어나 빠른 치유력을 발휘할
것이다.

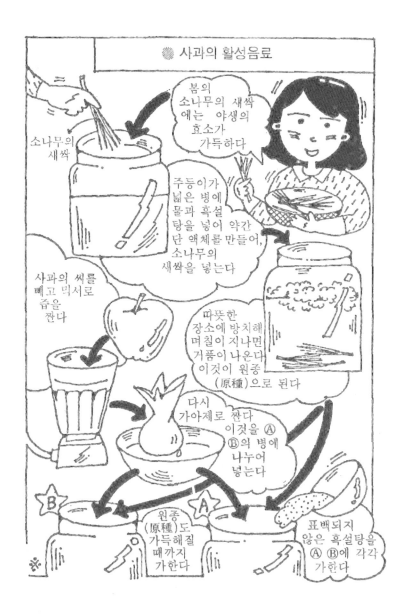

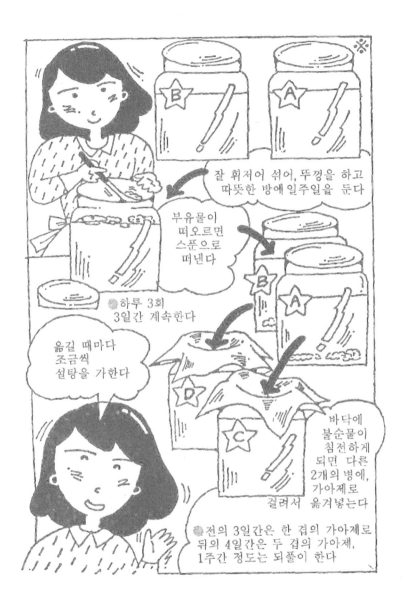

6) 삼백초 술

삼백초의 효용에 대해서는 2장 60에 상세하게 소개한 바 있다. 이것을 붉은 것이든 흰 것이든 상관없이 와인에 담그면 맛있는 건강 술 이상의 것이 완성된다. 만드는 방법은 뿌리째 뽑은 삼백초를 잘 씻어서 물기를 잘 닦아내고 가능한 한 많이 와인 속에 채워 넣는다. 이렇게 해서 1개월 정도 잊어버린 듯 냉장고 속에 넣어두면 삼백초의 독특한 냄새는 없어지고 맛이 훌륭한 와인으로 바뀌어져 있을 것이다. 식욕, 성욕, 일의 의욕이 감퇴하는 여름부터 가을에 걸쳐서는 특히 반 컵 정도면 즉시 효과가 나타난다. 물론 늘 마시면 건강한 신체를 유지하는 것은 기정사실이다. 당뇨에도 좋고, 정장 건위 소화제로서도 대단히 효과가 뛰어난다.

7) 홉의 어린 싹 나물

한랭지에서 재배되고 있는 홉은 그 어린 싹의 나물이 혈압 안정, 이뇨, 강장, 불면, 위가 약할 때, 불안감 등의 신경증후군 등을 예방하고 그 증상도 없애준다. 홉이 개화기가 되면 솔방울 모양의 꽃송이에서 화심(化心)이 돌출한다. 황금색을 띠면 채취할 시기로 이것을 홉선(腺)이라고 한다. 꽤나 씁쓰름한 맛이 나지만 간장 강화에는 뛰어난 효과가 있으므로 돔의 꽃과 초하의 어린 싹을 채취한다. 그것을 채취하러 가는 일 자체가 건강에 도움을 줄 것이다.

8) 곤들매기의 가시

곤들매기 가시가 성인병 예방에 대단히 좋다는 것은 잘 알려져 있다. 예를 들면 혈압 정상화에 의한 중풍의 예방, 정력 강화, 신경통 예방, 시력 강화 등등. 기타 건강에 관한 모든 예방 효과가 뛰어나 만병통치약으로 인정되고 있을 정도다. 그래서 이 곤들매기를 구입해서 먹고 남은 뼈는 버리지 말고 말려서 갈아 가루를 만든다. 이것을 밀가루와 섞어 반죽을 해서 환약을 만드는 것이다 천연의 칼슘제로 철, 인, 비타민 군, 양질의 지방질이 가득해서 하루 한 마리 분을 3일 정도 먹으면 정력제로서 효과도 나타난다.

9) 미꾸라지와 양파

이 식사법을 1주일 정도 계속해서 하면 원기왕성해질 것이다. 부신피질 호르몬이 활성화되기 때문이다(10장 28을 참조).

10) 고추, 깨, 초

비타민E가 풍부할 뿐만 아니라, 나쁜 콜레스테롤을 제거하는 리놀산도 다량으로 함유되어 있고, 철분, 칼슘, 요오드, 미네랄 등도 풍부해서 한창 자라는 어린아이에게는 꼭 필요한 것이다. 무슨 음식에도 관계없으므로 간장 대신에 맛을 내는 데 사용하도록 한다(3장 10, 6장 37을 참조).

11) 잇꽃 기름

원산지는 이집트. 육식과 스트레스로 인해 고혈압인 사람이 많은 미국에서는 이 종자에서 기름을 짜내어 일상의 식생활에 필수적으로 사용하고 있는 실정이다. 잇꽃이 있으면 그것을 말려 끓인 것을 물 대신으로 마셔도 좋지만, 좀처럼 구하기가 어려울 것이므로 시판되는 잇꽃 기름을 구해서 사용해도 좋다. 이것을 한 스푼 정도 매일 마시면 혈액 순환이 순조로워져 각종 병에 강한 저항력을 갖게 되며 여성의 경우 성기의 기능이 좋아지는 묘약이다.

12) 마늘 환약

마늘 환약을 만드는 데는 조금 번거롭고 손이 많이 가지만 일단 만들어 두면 오래 사용할 수도 있고, 먹는 데 그다지 냄새도 없을 뿐더러 맛도 순해서 매일 사용하는데 대단히 편리하므로 마음먹고 일단 만들어 보면 좋을 것이다. 만드는 방법은 다음과 같다.

① 껍질을 벗긴 마늘 400g에 5컵의 물을 붓고 뚝배기 등을 이용해서 삶는다. 처음부터 끓을 때까지는 강한 불로 삶고 일단 한 번 끓은 뒤에는 약한 불로 1시간~1시간 반 정도 부글부글 끓인다.

② 마늘이 흐물흐물해지거든 나무 국자로 짓이기면서 1시간 정도 끓이게 되면 마요네즈처럼 된다.

③ ②를 불에서 내려놓고 식힌 후 계란 노른자 3개 분량을 넣고 또다시 약한 불 위에서 1시간 반 정도 잘 섞으면서 휘저으면 귓불 정도의 무르기가 된다. 처음에는 냄비에 눌을지도 모르지만, 계란에서 나오는 기름 성분으로

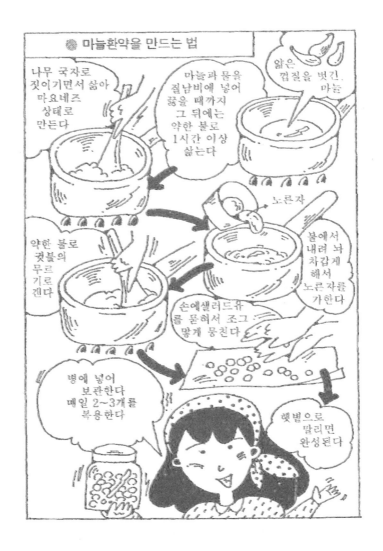

점점 덩어리처럼 되어 냄비에는 붙지 않게 될 것이다.
그리고 색이 황금색으로 변해간다.

④ 손에 샐러드유를 묻혀 ③을 직경 5mm 정도가 되도록
둥글게 빚어서 은박지 위에 올려놓고 조금 말린다.

⑤ ④를 햇볕에 말려서 수분이 없어지면 완성된 것인데 보관할 때는 병 같은 곳에 넣어서 보관하면 된다.

복용량은 하루에 두세 개 정도. 바로 이것이 고대 이집트시대부터의 건강 강장제로서, 발한, 해열, 호흡기병, 천식백일해, 건위, 복통, 구역질, 설사, 생선 중독, 빈혈, 이뇨신장병, 심장병, 부인병, 노안, 토혈, 해독, 요통, 어깨가 뻐근할 때 등 내과, 소아과, 피부과 질환 등 이루 말할 수 없을 정도로 많은 병의 예방이 된다.

13) 표고버섯 물

변비, 빈혈, 혈액순환 불량, 불면, 피로, 대사 불량 등 이런 증상에는 하루 한 번 매일 복용하는 것만으로 치유되는 것은 물론, PS-K라는 다당류에 의해서 암 예방에도 유익하다. 이 표고버섯 물은 간단히 만들 수 있는 건강수이다. 그것을 만드는 방법은 다음과 같다.

① 갓은 얇게 깎아 내고, 축은 잘게 썬다.
② 썬 표고버섯은 겹치지 않도록 펴서 바람이 잘 통하는 곳에 놓고 바짝 말린다.
③ 사용하기 전날 밤에, 적당량을 깨끗한 물에 불린다.
④ 다음날 우러난 물을 한 컵 정도 마시는 것이다.

14) 검은 참깨, 호도, 찹쌀, 검은 콩가루

모두가 신진대사를 활발하게 하고 혈액의 정화에 유익한 것이다. 이것들을 따로따로 볶아 가루를 만들어 보존하고, 필요할 때마다 4종류를 섞어서 사용한다. 콩가루처럼 밥을 비벼 먹어도 좋다. 하루 3회, 1스푼 정도가 적당량이다.

15) 간 환약

소의 간이나 돼지의 간 중 어느 것이라도 관계없다. 그 덩어리를 정종에 담갔다가 쪄낸 것을 햇볕에 바짝 말려 갈아서 가루를 만든다. 다음에 다진 마늘에 메밀가루도 약간 넣어 끈적끈적한 상태로 만든다. 모든 것을 합쳐 콩 정도의 환약을 만드는 것인데 이길 때 수분이 부족하면 참기름으로 보충해 준다. 이렇게 만든 환약을 하룻밤 다시 정종에다 재웠다가 다시 햇볕에서 잘 말린다. 이것을 식후에 한 알, 하루 3회 복용하면 피로회복에 대단한 효과가 있다. 그리고 일주일 정도를 꾸준히 복용하면 강건한 육체가 되어 병을 모르는 몸이 될 것이다. 철분, 미네랄, 엽산, 각종 비타민이 그 한 알 속에 담겨 있기 때문이다.

16) 시호(柴胡)차

시호는 초가을에 황색꽃이 피는 미나리과의 다년초이다. 겨울에 캐낸 뿌리를 깨끗이 씻어 햇볕에 말렸다가 작게 썰어 적당 양의 물을 붓고 끓여서 물 대신 마신다. 그러면 자양, 강장, 해독, 진통, 강간(强肝) 또 황달(黃疸)의 치료에도 효과가 있 다.

기타 효용 : 유행성 이하선염이나 임포텐츠에도 효과가 있다. 임포텐츠의 경우는 장기적으로 복용해야 한다.

17) 청국(흰 콩을 삶아 띄운 것)

청국의 효용에 대해서는 새삼스럽게 설명할 필요가 없을 것이다. 청국에 함유되어 있는 활성 효소가 발끝에서부터 뇌의 세포에 이르기까지 전신에 작용해서 갖가지 병균으로부터 우리 몸을 보호해 준다. 그것은 100g 속에 1천억 이상이나 되는 청국 균이 들어 있어 요구르트보다 뛰어난 효능을 가져 정장 및 강정, 정혈, 건뇌(健腦)로 대활약을 하기 때문이다.

예를 들면 함유 성분 중에는 뇌세포의 조성 물질, 조혈, 정자를 형성하는 일, 난소 발달의 특효약 비타민B$_2$가 다른 식품보다 압도적으로 많아 100g 중 0.1감마(1mg의 천분의 1의 무게)나 함유되어 있다. 그 덕분에 눈이나 살갗이 깨끗해지고, 성기 점막의 짓무름까지도 방지해 주는 효용이 생기고 있다고 할 수 있을 것이다. 게다가 육식의 해독까지도 중화시키며 산으로 거칠어진 혈액은 이것으로 정상화된다고 하니 건강한 몸이 따로 없을 것이다.

18) 구기자나무 뿌리 달인 물

고혈압이나 저혈압 등을 정상화시키며 감기도 걸리지 않게 허약 체질을 개선해 준다. 노화 현상도 방지돼 건강유지를 위해 애용하기를 권하고 싶은 약초이다(6장 62, 8장 11을 참조).

19) 칠곡밥

백미 그 자체가 나쁘지는 않겠지만, 몸의 건강을 생각하면 칠곡밥 즉 통보리, 율무, 콩, 조, 수수, 팥, 피 등을 중심으로 한 식사 쪽이 조혈, 정혈 그리고 신진대사를 활발히 해서 언제나 젊음을 유지할 수가 있을 것이다. 다만 이런 밥은 소화 흡수를 위해서 적어도 50회 정도는 씹어 삼키도록 한다.

20) 조릿대 발 술

일명 '심산주(深山酒)'라고도 하는 품위 있는 술인데 이름의 이미지와는 달리 만드는 법이 대단히 간단하다. 주둥이가 넓은 병에 말굽버섯을 쪼개서 넣고 도수가 높은 소주를 부어넣는다. 말굽버섯 대신에 영지버섯을 사용해도 상관없다. 그리고 부드럽게 감기는 조릿대의 여린 잎 부분을 약 30cm쯤 잘라서 병의 높이로 가지런히 세워서 넣는 것이다. 그 분량은 두 줌 정도면 된다. 버섯은 씻지 않고 사용하는데, 포자가 녹아서 처음에는 흐려지지만 한참 후에는 맑아지므로 근심할 필요가 없다. 2개월이 지나면 색깔은 위스키색 정도이고 얼룩조릿대가 안쪽을 발 형상으로 둘러싸고 있을 것이다.

심산의 시원한 맛을 보면서 한 스푼씩 꾸준히 마시면 심신이 모두 건강해지고 원기왕성해지며 위장을 정돈하고 신경을 진정하는 활동이 있다. 이때 얼룩조릿대의 감긴 잎은 초여름까지의 것이 좋다. 이것을 물에 잘 씻은 다음 햇볕을 쬐어 물기를 말려서 푸릇푸릇할 때 담근다.

21) 모과주

모과는 분재로도 가꾸는 사람들이 있을 정도로 우리에게 아주 친숙한 과일나무이다. 여기에서 사용되는 모과는 약간 작은 야생종이어도 상관없다. 모과 속에는 주석산(酒石酸)등이 함유되어 있는데 이것은 시판되는 강간제(强肝劑)의 효능에서도 흔히 볼 수 있다. 이런 강간제를 집에서 순수 만들어 보는 것도 바람직할 것이다. 우선 모과를 소금으로 씻어 햇볕에 말린다. 물기가 없어지면, 도수가 강한 소주에 담가서 반 년쯤 발효시키면 모과주가 완성된다. 이것을 한두 스푼씩 매일 꾸준하게 복용하게 되면 무리한 운동 후의 피로도 가볍게 풀 수 있고, 여름이나 겨울 등 계절을 타는 일 없이 건강하게 지낼 수 있다. 술을 못 마시는 사람은 모과를 말려서 매일 먹으면 같은 효과가 나타난다.

22) 식초

우리의 활동 에너지원이 되는 당분은 체내에서 포도당으로 변한다. 그리고 이 포도당이 연소해서 생기는 것이 탄산가스와 초성포도당, 요컨대 필빈산이라는 것이다. 이 중의 탄산가스는 호흡에 의하여, 수분은 땀이나 오줌이 되어 체외로 배출된다. 한편 초성포도당은 체내에 만들어진 오키자로초산과 결합해서 구연산으로 변하고 구연산은 다시 알코니트산, 이소구연산, 알파·케트·글루탈산, 호박산, 후알산, 사과산이라고 하듯 계속 연소하여 마지막에는 옥살초산으로 변화하여 또 새로 만들어진 초성포도당, 다시 말하면 필빈산과 결합해서 구연산으로 되는 것이다. 이렇게 해서 먹는 것이 에너지로 연소되는 과정은 하나의 사이클을 만들고 있다. 이것을 '구연산

사이클' 또는 그 이론을 과학적으로 뒷받침한 영국의 크레브스 박사의 이름을 따서 '크레브스 사이클'이라고 말하고 있다.

그런데 오키자로초산이 다시 구연산으로 되기 위해 필요한 초성포도당(필빈산)은 어느 때는 좋은 것이 되기도 하고 어느 때는 나쁜 것이 되기도 한다. 그것은 지금 말한 '크레브스 사이클'의 순환이 잘 되느냐, 않느냐에 따라 달라지는 것이다. 잘 되고 있을 때는 언제나 구연산이 만들어지고 그리고 그것이 좋은 것으로서 작용하지만, 잘 되고 있지 않을 때는 에너지가 많이 필요해지므로 체내에서 연소하는 당질도 늘어난다. 당연히 초성포도당(필빈산)과 결합해야 할 옥살초산이 부족하여 구연산으로 변하여야 할 초성포도당은 유산이 되어 버린다. 그것이 다시 단백질과 결합하여 유산단백질이 되어버리는 것인데 이것이 나쁜 작용을 한다. 이 유산은 피로 물질의 하나이므로 이것이 늘어나면 피로가 축적되어 이윽고 병까지도 유발시킨다. 이럴 때의 윤활유라고 할 수 있는 것이 구연산, 옥살초산, 그리고 아미노산이다. 이것이 체내에 들어가면 원활하게 '구연산 사이클'이 움직이는 것이다. 그리고 이런 작용을 도와주는 것이 식초라고 할 수 있다. 그래서 크레브스 박사와 미국의 리프먼 박사도 '초를 마시면 2시간 만에 피로가 가시고, 탁한 피가 맑아진다'고 말했던 것이다. 이 연구 결과에 의해서 두 사람은 1953년에 노벨 생리의학상을 받았다.

그러나 아무리 초가 좋다고는 하지만 식초만을 먹는 것은 좀처럼 어려운 일이다. 그래서 매실초를 기초로 하고, 여름 밀감, 사과, 포도, 떫은 감, 편도, 금감, 대추 등을 사용해서 식초를 만들어 보면 어떨까 싶다.

과실을 적당하게 썰어서 매실초에 담가 3개월 이상 발효시켜 두면 향기가 좋고 감칠맛도 있는 식초가 만들어진다. 이것을 매일 1스푼 정도 꾸준히 마시는 것이다. 그러면 혈압이 안정되고 피부 미용에도 좋고 머리가 맑아지며 어깨가 뻐근하거나 허리가 아픈 것도 없어지는 것은 물론 건강하고 활기찬 생체 리듬을 되찾을 수 있을 것이다.

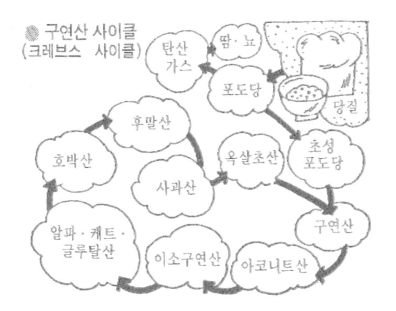

23) 검은 콩, 팥, 검은 참깨 등의 가루를 혼합한 것

① 재료는 검은 콩과 팥을 각각 50g, 검은 깨 100g, 그리고 흑설탕 100g에다 얼레짓가루를 약간 준비한다.

② 만드는 방법은 우선 검은 콩과 팥과 검은 깨를 프라이팬에서 볶는다.

③ ①을 가루로 만든다.

④ 거기에 물을 붓고 불에 올려놓은 다음 흑설탕을 넣으면서 천천히 휘저어 섞는다.

⑤ 마지막으로 물에 푼 얼레짓가루를 넣어 물렁물렁하게 만들면 된다.

위장이 약한 사람, 환자, 노인, 어린이에게도 적합한 자양 식품이므로 건강 증진을 위해서 이용해 볼 만한 가치가 있다.

24) 벌꿀

언제까지나 젊고 활기찬 생활을 하고 싶다면 벌꿀을 가까이 하면 큰 도움이 될 것이다. 세포를 활성화해서 에너지를 공급하는 비타민, 미네랄의 집합체가 벌꿀이기 때문이다. 예를 들면, 보통의 음식물에는 그다지 함유되지 않은 미네랄을 살펴보더라도 망간, 철, 동, 마그네슘, 나트륨, 규산(硅酸), 칼슘 등이 함유되어 있다. 모두가 인체에 흡수되기 쉬운 상태로 되어 있으므로 벌꿀을 따라갈 식품은 없다. 그러나 이런 것들도 진짜로 순수한 벌꿀이어야만 인체에 효용이 있는 것이다. 매일 한 스푼씩 벌꿀을 복용하면 건강한 신체에 혈기왕성한 사람이 될 것이다(2장 18과 55, 5장 7, 6장 49, 9장 5를 참조).

25) 된장 요리

노화와 성인병의 예방에는 콩이 효과가 있다. 그래서 그것을 재료로 한 된장국, 두부, 청국, 두유, 콩가루 등은 식생활에 적극 권장하고 싶은 식품이다(9장 38을 참조).

26) 돌외차

돌외는 암 예방으로 널리 알려진 게르마늄이 풍부하며 인삼에 버금갈 만큼 사포닌의 함유량도 뛰어나서 신체에 활력을 불어넣어 준다. 잎, 덩굴, 줄기를 큼직큼직하게 썰어 차를 만들어 꾸준히 마시면 몸속에서 오래 묵었던 독을 내쫓아주기 때문이다(6장 4를 참조).

27) 질경이차

초여름까지의 어린잎은 참깨를 듬뿍 넣고 무쳐 먹으면 건강에 좋고, 깨끗하게 씻어 햇볕에 말렸다가 끓여서 물대신 마시면 정신도 맑아지고 위도 튼튼해진다. 위암 예방이 된다고 질경이 차를 계속 복용하고 있는 사람도 있긴 하는데 꾸준히 마시면 적어도 혈압이 안정되고 건강한 몸이 되는 것은 말할 필요도 없다(3장 43을 참조).

28) 약초 목욕

겨울부터 봄까지의 목욕에서는 우선 귤을 욕조에 넣는 귤탕을 들 수 있는데, 이때 욕조에 넣는 귤은 어떤 종류의 귤을 넣어도 상관없다. 레몬을 사용해도 되고 껍질을 사용해도 되지만 여러 가지를 섞지 말고 한 종류만 사용해야 한다. 그 효용은 건위, 소화 촉진, 모세 혈관의 보강, 피부미용, 냉한 체질 등에 효과가 있다. 또 귤에 싫증나면 무의 말린 잎을 넣어서 목욕을 해도 혈액 순환을 원활하게 하고 냉한 체질에 효과가 있으며, 저혈압, 신경통, 어깨가 뻐근할 때, 두통, 치질의 예방과 치료에 효과가 있다(2장 78, 6장 48을 참조).

또 자소 탕도 나쁘지 않다. 9월경에 자소의 잎이나 줄기, 열매까지 달린 것을 채취하여, 그늘에서 말린 다음 잘게 썰어 봉지에 싸 두었다가 이것을 헝겊 주머니에 넣어서 사용하는 것이다. 동맥 경화, 장염의 예방, 냉한 체질, 근육통, 타박상, 삔 데, 통풍 등에 효용이 있다. 그리고 계절에 맞추어 창포 탕이나 쑥 탕도 있다. 창포 탕은 냉한 체질, 저혈압, 근육통, 요통의 치료에 좋고, 쑥 탕은 담즙의 분비를 촉구하고 간장의 작용을 촉진하므로 역시 1년에 몇 번은 시도해 볼 약초 목욕이라고 말할 수 있을 것이다.

장마 때부터 가을까지의 목욕에는 우선 접골목의 마른 잎 욕탕을 들 수가 있다. 7~8월에 자란 싹과 잎을 채취해, 말려서 사용한다. 효용은 관절을 삐었을 때의 진통, 냉한 체질에 있으며 특히 습도가 높은 계절에는 삔 자리의 통증이 대단한데 그때 이 방법을 이용해 보기를 권한다. 다음에 인동덩굴 탕은 습진, 화상, 피부 미용, 냉한 체질, 여드름 등(1장 1, 6장 44, 8장 19를 참조)에 효용이 있다. 또 향유 탕은 산이나 논두렁, 밭둑 등에서 많이 볼 수 있는 향유를 이용한 것인데, 그 효용은 자소 탕과 거의 같다. 가을부터 겨울에 걸쳐서의 약초 탕으로는 당근 욕탕이 있다. 당근의 잎을 말려서 욕조에 넣고서 목욕하는 것이다. 그 효용은 냉한 체질, 저혈압, 위장병 등의 예방이나 치료에 효과적이다. 당근은 언제든지 구할 수 있으므로 누구든지 곧 시험해 볼 수가 있다. 다음에 청궁이 탕을 들 수 있다. 이것은 약용 식물로서 재배되고 있는데 방향이 있고 그늘에 말려서 종이 봉지에 넣어 시원하고 그늘진 곳에 두면 언제든지 사용할 수 있는 것이다. 효용으로서는 냉한 체질, 저혈압, 위염, 장염 등의 예방과 치료가 된다. 그리고 샐러리까지 목욕물에 넣어 사용하면 고혈압 예방이나 치료를 위해서 좋다고 한다. 이렇게 해서 일년 내내 약초를 이용해서 목욕을 하고 있으면, 몸에 이상한 증상이 발붙일 틈도 없을 뿐만 아니라 언제나 원기왕성하게 생활할 수 있다. 물론 한 가지의 것을 꾸준히 실시하든지 또는 계절에 따라서 변화를 주든지 하는 것은 스스로의 상황이나 기호에 따라서 선택할 문제이다.

29) 진황정

이 뿌리를 데쳐서 먹으면 피로 회복뿐이 아니라, 병후의 회복기에도 좋다. 허약 체질인 사람에게도 두말할 것 없이 좋은 약초이다. 건강한 사람에게도 원기 왕성한 정력을 가져다줄 것이다(6장 61, 10장 19를 참조).

30) 정종과 맥반과 국화

어느 정도 술을 마실 수 있는 사람에게 있어서 '술은 백약의 어머니'라는 말을 듣게 되는데, 적은 양일 경우에는 맞는 말이다. 소량의 알콜은 혈중 HPL(고비중 리포단백)을 증가시켜서 동맥경화를 방지하기 때문이다. 그렇다면 어느 정도에 기준을 둘 것인가! 정종이면 한 컵, 맥주라면 한 병, 위스키라면 더블 한 잔이면 된다. 이 이상 마시면 역효과가 난다.

술을 좋아하는 사람인 경우에는 굉장한 인내력과 의지력을 필요로 하는데 이 양을 준수하고, 가끔씩 꽁보리밥을 먹어주면 비타민B_1을 섭취할 수 있다. 역시 비타민B_1을 섭취하기 위해서 가끔씩 국화를 초를 쳐서 먹거나, 튀기거나 해서 먹는다. 적어도 이런 식생활을 꾸준히 실시하면 내일의 건강을 보장받을 수 있을 것이다. 물론 전혀 술을 못 마시는 사람까지 무리하게 마시라고 하는 것은 아니며 기타 음식물의 효용은 술을 마시든 안 마시든 전혀 상관이 없다.

31) 냉이나물

냉이에 대해서는 9장 2에 상세하게 소개한 바 있다. 여기에는 이노시톨, 코린, 후말산, 칼륨이 풍부하고, 게다가 양질단백이나 칼슘은 시금치의 몇 배나 되므로 식탁에서 늘 애용하면 좋을 것이다.

약초 민간요법

개정 증판 1쇄 발행 | 2013년 10월 15일

감　수 / 安德均(경희대 한의과대학 교수)
펴낸이 / 한행수
편　집 / 해성 디자인

펴낸곳 / 도서출판 으뜸사
등　록 / 제17-131호(1994. 8. 22)
주　소 / 서울특별시 마포구 신수동 219번지
전　화 / 02) 713 - 6523
팩　스 / 02) 3272 - 9702

ISBN　978-89-87077-45-1　　03510